Fasten für Anfänger

eine „tierische" Herausforderung

Heike Jacobs

Herstellung und Verlag:
BoD - Books on Demand, Norderstedt
ISBN 978-3-7347-5465-4

www.heikejacobs.de

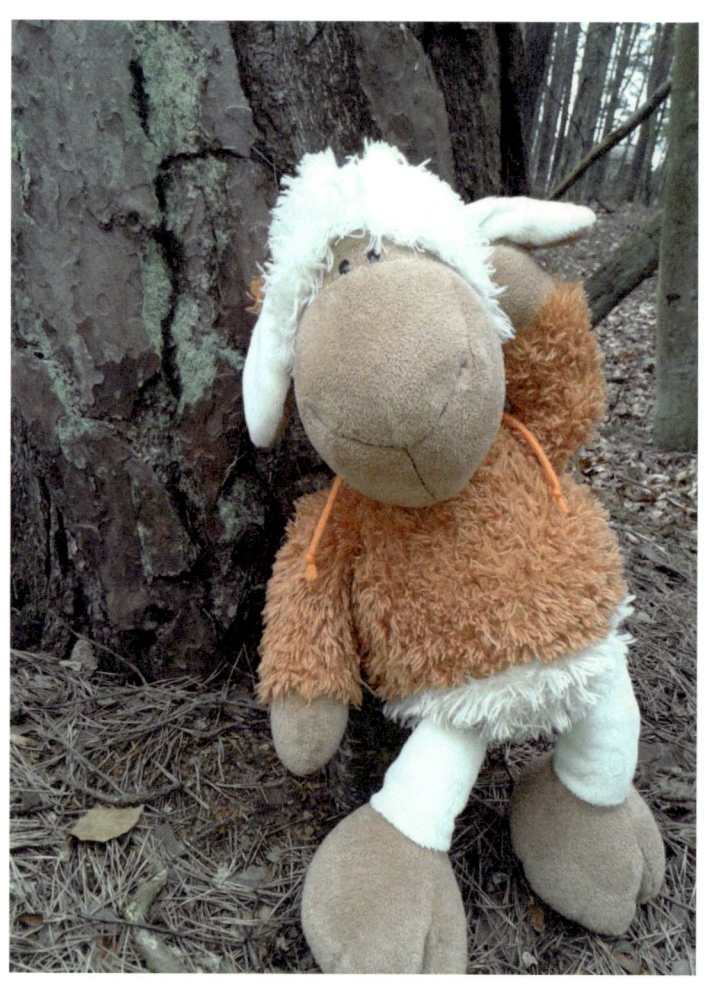

Ich bin Willi, das Glücksplüschschaf der Familie

Kapitel 1: Ein Glücksplüschschaf

Verpackt, in einem großen Geschenkkarton, kam ich vor vielen Jahren unerwartet in die Familie. Zu meiner neuen Familie gehören drei Zweibeiner und zwei Große Schweizer Sennenhunde. Ich wurde von allen sofort liebevoll aufgenommen. Im Laufe der Zeit bin ich dann zu einem Glücksbringer für alle geworden. Ich kuschele unheimlich gern, tröste bei Krankheit und Kummer und fahre meist, wie ein Schutzengel auf dem Beifahrersitz im Auto mit. Wir wohnen in einem kleinen Dorf in der Nähe von Magdeburg. Unser Haus steht auf einem wunderschönen Grundstück direkt am Ackerrand. Die Ruhe und ländliche Idylle hier, sind im hektischen Alltag besonders wichtig für uns. Wir haben sehr nette Nachbarn und fühlen uns hier richtig wohl. Die zwei Hunde sorgen für reichlich Bewegung und immer viel Spaß. Ich muss nur aufpassen, dass die beiden mir nicht vor Übermut das Fell über die Ohren ziehen. Ich bin ein ganz normales Durchschnittsschaf. Familie ist für mich das Wichtigste. Ich mag lange Spaziergänge in der Natur, Kuscheln am Kamin, Massagen, Entspannung, malen, lesen, Urlaub und natürlich gutes Essen. Ich gestehe: "ich (fr)esse für mein Leben gern" Wie man an meinem kleinen Bäuchlein leider auch erkennen kann, habe ich ein paar Pfunde zu viel auf den Rippen, obwohl ich sonst sportlich bin und Bewegung liebe. Beim Essen achten wir überwiegend auf gesunde Ernährung. Da ich als Schaf ein Allesfresser bin, schmecken mir neben Obst, Gemüse, Salat auch Kartoffeln, Nudeln, Dinkelbrot, Quark, Käse und Fleisch oder Fisch. Gelegentlich mag ich auch mal ein Stück richtig fettige Pizza mit viel Käse und ein Glas Rotwein dazu. Lecker!

Mein täglicher Alltag mit Arbeit, Familie und Haushalt stresst mich im Moment ganz schön und ich bin ständig müde. Seit Wochen fühle ich mich total erschöpft und ich glaube, ich brauche ganz dringend mal eine Auszeit. Einfach mal Zeit nur für mich. Unser geplanter Familienurlaub in den Bergen liegt noch in weiter Ferne und ich denke jetzt schon sehnsüchtig an Urlaub und Entspannung.

Kapitel 2: Ein Fastenimpuls

Heute ist unser Nachbar zu Besuch. Die Männer sitzen in der Küche, trinken ein Bier und unterhalten sich. Wer glaubt, dass Männer nicht viel reden, irrt sich in diesem Fall. Die beiden reden gerade über Gott und die Welt. Als plötzlich das Wort „Fasten" fällt, höre ich genauer hin. FASTEN? Erst glaube ich, ich habe mich verhört! Tatsächlich, die reden jetzt wirklich über fasten. Fastenzeit bedeutet für die beiden Männer in erster Linie Verzicht. Sie überlegen gerade, worauf sie gut verzichten könnten. Die Kreativität von Männern ist da wirklich unglaublich. Die Beiden wissen auch sofort, worauf sie gut verzichten können. Es tauchen Begriffe auf wie Obst, Gemüse, Salat, Gartenarbeit, Staubsaugen und Einkaufen. Ich muss grinsen! Das ist mal wieder typisch Mann. Nun überlege ich, worauf ich eigentlich verzichten würde. Die Entscheidung ist gar nicht so einfach. Dass ich in der Fastenzeit ganz auf Essen verzichte, kann ich mir als Genuss-Schaf überhaupt nicht vorstellen. Ich überlege angestrengt und mir fallen Dinge ein, wie Fleisch, Wurst, Rotwein, Kaffee und Süßigkeiten. Auf Fernsehen, Radio und Computer könnte ich auch eine Zeit lang verzichten. Nun beginne ich zu grinsen. Der Begriff „Arbeit" kommt mir auch in den Sinn. Ich bin mir ganz sicher, ich möchte auch für eine Zeit auf Arbeit verzichten. Da bin ich gleich wieder bei meinem Thema. Ich brauche dringend eine Auszeit. Die Männer setzen ihr Gespräch inzwischen fort und unser Nachbar erzählt gerade, dass seine Frau einen Fasten-Urlaub am Meer gebucht hat. Mein ganzer Körper reagiert auf drei Worte „Urlaub am Meer" Die Gedanken an salzige Luft, Meeresrauschen und lange Strandspaziergange lassen sofort Glücksgefühle in mir aufkommen. Meine Fantasie zaubert gleich plastische Bilder, so dass ich das Meer deutlich vor mir sehe.

„Warum fährst du eigentlich nicht mit?" Mit diesen Worten werde ich aus meiner Gedankenwelt gerissen. Verdattert sehe ich die Männer an. Ja warum eigentlich nicht? So spontan habe ich nicht einmal eine Antwort auf diese Frage. Urlaub am Meer? Das ist super toll, aber in Verbindung mit Fasten? Fasten kann ich mir überhaupt nicht vorstellen. Ich und nichts essen? Das sind zwei Dinge, die gehören nicht zusammen. Die beiden Männer sind sich einig. Mir würde ein Fastenurlaub bestimmt auch gut tun und ich soll doch einfach mal mitfahren. Meine Nachbarin hat schon mehrfach einen Fasten-Urlaub gemacht und ich erinnere mich, dass sie jedes Mal total begeistert war. Ob Fasten wirklich auch etwas für mich sein könnte? Um die Frage zu beantworten, brauche ich erst einmal mehr Informationen. Ich lasse die Männer in der Küche sitzen und gehe zu meiner Nachbarin rüber. Die Vorfreude meiner Nachbarin ist unglaublich ansteckend und sie erzählt mit viel Begeisterung vom Sinn des Fastens. Fastenurlaub bedeutet Besinnung auf sich selbst, den Körper entgiften, Freiheit, einfach mal nichts zu tun, Energie ohne Essen, ein tolles Ferienhaus mit Sauna, nette Leute und Urlaub am Meer. Genau das Richtige für eine Auszeit. Das Fasten in einer Gruppe soll auch viel einfacher sein, als alleine und dazu auch noch wirklich Spaß machen. Nach diesem Gespräch steht für mich fest, ich bin ein Herdentier und folge der Gruppe. Wenn noch ein Platz in dieser Gruppe frei ist, werde ich mit meiner Nachbarin Urlaub machen und das erste Mal in meinem Leben fasten. Ob ich wirklich fasten kann, weiß ich noch gar nicht. Ich bin zumindest mutig und probiere es einfach einmal aus. Fasten für Anfänger ist für mich eine **„tierische"** Herausforderung.

Kapitel 3: Was bedeutet Fasten

Ich muss zugeben, ich hatte bisher keine Ahnung, was Fasten wirklich bedeutet. Wozu gibt es Internet und Bücher! Ich bin erstaunt, wie viele Informationen und Ratgeber es zu diesem Thema gibt. Inzwischen habe ich viel über Fasten gelesen und möchte hier ein paar wesentliche Erkenntnisse zusammenstellen. Meine Ausführungen sind nicht besonders umfangreich und sicher auch nicht vollständig. Jeder, der das Fasten für sich ausprobieren möchte, sollte noch weiterführende Literatur zu diesem Thema lesen.

Für mich ist Fasten in erster Linie ein Zurückziehen vom Alltagstrubel, ein zur Ruhe kommen, ein Umschalten von Essen auf nicht Essen, den Körper entgiften und sich auf sich selbst besinnen. Genau das Richtige für meine Auszeit. Unser Lebensrhythmus besteht täglich aus Essen am Tage und Fasten in der Nacht. Das ist so simpel, das sich kaum jemand darüber Gedanken macht. Ich bisher auch nicht. Jeder Organismus braucht zur Regeneration Zeit und Kraft für sich selbst. Die notwendige Energie bezieht er dafür aus seinen körpereigenen Nahrungsdepots. Das Umschalten von Essen auf Fasten geschieht dabei von selbst.

Durch Fasten erholen sich alle Organe und finden leichter zu ihrer ursprünglichen Form zurück. In einer Zeit des Überflusses mag es manchem schwerfallen, den Sinn des Fastens, als freiwilligen Verzicht auf Nahrung zu verstehen. Fasten ist nicht nur eine schnelle und angenehme Form ein paar überflüssige Kilos loszuwerden. Wenn wir ständig zu viel essen übersteigt dies unsere Verdauungskraft. Die im Darm liegengebliebenen Nahrungsreste setzten Fäulnis und Gärprozesse in Gang. Durch die Aufnahme von diesen alkoholähnlichen Stoffen wird unser Körper systematisch vergiftet. In einer ohnehin schon sehr schadstoffbelasteten Umwelt ist Fasten ein sehr erfolgreiches biologisches Entgiftungsmittel. Der Körper wird von Schadstoffen des eigenen Stoffwechsels entlastet, Umweltgifte werden ausgeschieden und das Bindegewebe wird entschlackt. Das ist ein Weg zu schöner Haut und straffem Bindegewebe. Beim Fasten geht es in erster Linie um Entgiftung und Reinigung. Fasten ist dadurch auch für Normal- und Untergewichtige zu empfehlen. Selbst bei schwerwiegenden gesundheitlichen Problemen ist das Fasten oft hilfreich. Hierbei ist es aber wichtig unter ärztlicher Aufsicht oder in einer Fastenklinik zu fasten. Während des Fastens ist man leistungsfähig, solange man sich nicht nur im Bett verkriecht. Bewegung an frischer Luft ist gerade in der Fastenzeit wichtig für den Körper, damit keine Muskeln abgebaut werden. Mich erstaunt, dass man mit fasten sogar den Alterungsprozess verzögern kann. Ich weiß nicht genau, wie alt ein Plüschschaf werden kann, aber so ganz jung fühle ich mich inzwischen auch nicht mehr. Fasten wirkt sich positiv auf Körper, Geist und Seele aus. In dieser Zeit der Besinnung kommen auch verschiedene Dinge aus der Seele an die Oberfläche. Träume in der Nacht sind vielleicht viel intensiver und vermitteln manchmal eine Botschaft. Wir können in dieser Zeit der Besinnung unsere Gedankenmuster und Verhaltensweisen, die Einstellung zum Leben und zum Essen neu überdenken. Dies ist eine gute Möglichkeit aus dem Zuviel unserer meist Konsum überfluteten Zeit auszubrechen.

Kapitel 4: Entgiftung

Die Entgiftung, nicht nur in der Fastenzeit, hat in unserer heutigen Zeit einen zentralen Stellenwert bekommen. Viele Substanzen verunreinigen unsere Umwelt, unsere Luft, unser Wasser, unsere Lebensmittel und Stoffwechselrückstände auch unseren eigenen Körper. Schadstoffe sind in Lebensmitteln, Reinigungsmitteln, Textilien, Körperpflegeprodukten, Baumaterialien und in Form von Abgasen in unserer Luft. Oft stellen auch Alkohol, Arzneimittel, Zigaretten und Koffein eine zusätzliche Belastung dar. Stress, Hektik, ungesunde Ernährung und falsche Lebensweise belasten unseren Körper ebenfalls. Umweltgifte in Abgasen, Pestizide aus der Landwirtschaft, Plastikreste, Weichmacher, Nanopartikel, Schwermetalle und radioaktive Substanzen sind der Hauptgrund für die Krankheitsprobleme dieser Zeit. Pestizide hinterlassen hormonähnliche Rückstände im Körper und beeinflussen damit den Östrogenhaushalt. Drüsenkrebs, Prostata- und Brustkrebs können die Folge sein. Schwermetallrückstände aus alten Rohrleitungen können das Nervensystem angreifen und den Körper belasten.

Ich bemühe mich Schadstoffe so gut es geht aus meinem Leben fern zu halten, verwende keine chemischen Reinigungs- oder Körperpflegemittel, verzichte auf Plastikgefäße und benutze einen zusätzlichen Trinkwasserfilter. Inzwischen gibt es reichlich Naturkosmetik. Bei Lebensmitteln greife ich meist zu Bioprodukten, vermeide Alkohol und Medikamente. Unser Körper hat verschiedene Möglichkeiten, um sich zu entgiften. Mit Fasten kann man den Körper dabei wirksam unterstützen. Ein täglich aufgelegter Leberwickel bringt die Galle in Fluss und unterstützt durch die angeregte Durchblutung die Entgiftung. Durch Bewegung und Sport mit bewusster tiefer Atmung von möglichst sauberer Luft wird auch die Lunge zur Entgiftung über die Atmung angeregt. Über die Haut werden Schwermetalle, Pestizide und Plastikreste ausgeschieden. Du kannst deine Haut dabei unterstützen, in dem du sie bei Saunagängen oder durch Sport zum Schwitzen bringst. Regelmäßige Bürstenmassagen unterstützen ebenfalls die Entgiftung. Ernähre dich ausgewogen, damit Leber und andere Organe gesund bleiben. Grünes Gemüse wie Spinat, Brokkoli, Petersilie, Salat und Grünkohl verfügen über viele Antioxidantien, die die Leber bei der Entgiftung unterstützen. Bitterstoffe aus Chicoree, Löwenzahnblätter, Kräuter wie Zimt, Thymian, Rosmarin, Kukuma und Koriander haben auch eine entgiftende Wirkung. Um eine gute Nierenfunktion zu gewährleisten, ist es wichtig, viel Wasser zu trinken. Jedes Gewebe unsere Körpers besteht hauptsächlich aus Wasser. Der Stoffwechseltransport zwischen den Zellen benötigt unbedingt Wasser. Der Körper braucht das Wasser, um Schadstoffe aus dem Gewebe zu lösen und auszuspülen. Wasser ist das kostengünstigste und nebenwirkungsfreiste Heilmittel. Viele Krankheiten entstehen, weil der Körper einfach nicht genügend Wasser zur Verfügung hat. Rohes Gemüse, Obst, Nüsse und gekeimte Samen wirken basisch und ebenfalls stark entgiftend auf den Körper. Je länger ein Nahrungsmittel verarbeitet, gekocht und aufbewahrt wird, umso ungesünder wird es. Rohe Lebensmittel verfügen über Verdauungsenzyme, die beim Kochen zerstört werden und dann die Zellwände verkleben. Die Reste verbleiben im Darm, gären und vergiften schrittweise den Körper. Eine radikale Umstellung auf Rohkost ist aber nicht zu empfehlen, da viele eine geschwächte Verdauung haben und zu viel Rohkost noch nicht vertragen. Es ist sinnvoller den Körper langsam an mehr Rohkost zu gewöhnen, in dem man den Rohkostanteil nur schrittweise erhöht.

Kapitel 5: Eine E-Mail für mich

Ich sitze gerade am Computer und lese meine E-Mails. Nun bin ich offiziell für die Fastenwoche angemeldet und gehöre zu einer Fastengruppe. Heute ist eine E-Mail von unserer Fastenleiterin dabei und gespannt lese ich. Es gibt einen Termin für ein erstes Fasten-Treffen, Informationen über das Ferienhaus, die Zimmerverteilung und einen Tagesablaufplan. Ich sehe mir die Fotos vom Ferienhaus an, bin dabei sofort in Urlaubsstimmung und freue mich jetzt schon riesig auf den Aufenthalt dort. Der Ablaufplan interessiert mich besonders. Ich habe noch keine genaue Vorstellung, wie eine Fastenwoche abläuft.

Ablaufplan

7.30 Uhr Meditation.

Meditation gehört nicht zu den Dingen, für die ich mich bisher begeistern kann. Still sitzen und an nichts denken? Das schaffe ich nie! Meine Fantasie ist immer aktiv und zaubert wunderschöne Bilder. Sowie ich zur Ruhe komme, beginnen bei mir die Tagträume. Wie denkt man an nichts? Funktioniert Meditation bei mir überhaupt?

8.00 Uhr Morgengymnastik und Dehnübungen

Oh ha! Ich denke daran, dass ich zwar sportlich, aber manchmal ganz schön steif bin. Dehnübungen können nur gut für mich sein. Ich habe schon öfters Dehnübungen gemacht und weiß, was mich erwartet. Morgengymnastik mache ich allerdings im Alltag überhaupt nicht und kann mir auch noch nicht vorstellen, dass mir das Spaß macht.

9.00 Uhr Marsch zum Meer und baden

Mir stockt der Atem. Eintauchen ins Meer? Unser Fasten-Urlaub findet im März und nicht im Sommer statt. Ich bin eine absolute Frostbeule und kann auch im Hochsommer auf der Couch eine Decke vertragen. Andere sitzen abends noch mit kurzen Hosen und ich trage schon einen dicken Pullover. Ich schwimme eigentlich unheimlich gern, aber nur wenn das Wasser eine Temperatur von mindestens 30 Grad hat. In der Ostsee bade ich nicht einmal im Sommer, weil mir das Wasser viel zu kalt ist. Meist gehe ich nur mit den Füßen rein und beginne sofort zu frieren. Der Gedanke ins Wasser zu gehen, wenn das Wasser vielleicht nur 5 Grad hat, lässt mir gleich einen Schauer über den Rücken laufen. Ich glaube das kommt für mich nicht in Frage!

Nach dem Bad im Meer hat jeder Zeit für sich.

Mir ist sofort klar, ich mache danach lange Strandspaziergänge und lasse die Seele baumeln. Bei dem Gedanken träume ich jetzt schon von Sand unter den Füßen, Meeresrauschen, Möwen, Wind und der Weite des Meeres. Ich kann gar nichts dagegen tun, ich drifte schon wieder in einen schönen Tagtraum ab. Urlaub!

16.00 Uhr Teerunde mit Erfahrungsaustausch

Das klingt super. Ich bin ein Fasten-Neuling und für jeden Tipp dankbar. Außerdem trinke ich unheimlich gern Tee, allerdings esse ich sonst auch sehr gern Kekse dazu. Die wird es dann beim Fasten leider nicht geben. Ob wenigstens ein Teelöffel voll Honig zum Tee erlaubt ist?

17.00 Uhr Fasten-Suppe genießen, Kamingespräche über Gesundheit, gesundes Wasser, Ernährung und basische Lebensführung.

Ich überlege was eine Fasten-Suppe ist. Sicherlich nur Gemüsebrühe ohne das Gemüse. Ob da wenigstens

Gewürze drin sind, frische Kräuter vielleicht? Zumindest klingt heiße Suppe und Kamin nach einem schönen Strandspaziergang sehr gut.

19.00 Uhr Entspannung mit tibetischen Klangschalen, Ohrkerzenbehandlung, Healing Code und vieles mehr.

21.00 Uhr Sauna und Nachtruhe

Ob ich so lange durchhalte? Wahrscheinlich fallen mir vor Müdigkeit schon vorher die Augen zu.

Kapitel 6: Unser erstes Fasten-Treffen

Es ist Freitagabend, ich bin müde und erschöpft. Eigentlich habe ich gar keine Lust noch einmal loszufahren. Heute findet aber um 18.00 Uhr unser erstes Treffen bei Christine im Aavalon statt. Da meine Nachbarin heute nicht mitkommen kann, muss ich auch noch alleine fahren. Ich bin so müde, das ich mich nur noch schwer auf das Autofahren konzentrieren kann. Nach 30 Minuten Fahrt betrete ich Punkt 18.00 Uhr neugierig das Aavalon in Magdeburg. Vor Aufregung ist meine Müdigkeit völlig verflogen. Ich freue mich darauf, die anderen Teilnehmer der Fasten-Gruppe kennenzulernen. Von Christine bekomme ich erst einmal einen heißen Tee zur Begrüßung in die Hand gedrückt. Neugierig mustere ich die anderen Frauen. Alle wirken sehr sympathisch. Leider sind heute noch nicht alle Teilnehmer dabei. Ich probiere den basischen Kräutertee und bin erstaunt, dass er total lecker schmeckt. Nach einer kurzen Begrüßung gehen wir allein den Meditationsraum. Skeptisch mustere ich die flachen Meditationskissen. Um nicht aufzufallen setze ich mich wie alle anderen auf eins von diesen Kissen. Scheinbar bin ich als Einzige völlig stock steif. Schon nach wenigen Minuten beginne ich auf dem Meditationskissen unruhig zu zappeln. Ich weiß jetzt schon nicht mehr, wie ich hier sitzen soll. Mir tun sofort die Beine weh und mein Rücken ist völlig verkrampft. Das Atmen wird anstrengend und stoßweise. Wie machen die anderen das nur? Ich blicke in die Runde. Alle aus unserer kleinen Gruppe sitzen völlig entspannt. Warum kann ich das nicht? Ich bin inzwischen so mit mir und der unbequemen Sitzhaltung beschäftigt, dass ich Christines Ausführungen kaum noch folgen kann. Ob ich einfach aufstehen sollte? Kurze Zeit später halte ich diese Sitzhaltung nicht mehr aus und stehe unsicher auf. In der Ecke steht ein Stuhl, da setzte ich mich wieder und atme erst einmal erleichtert durch. Hier ist es viel angenehmer. Christine erklärt gerade, warum es sinnvoll ist, schon einige Wochen vor dem Fasten mit der Entgiftung zu beginnen. Sie erklärt uns die unterschiedlichen Mittel und Methoden dazu. Es gibt verschiedene Algenmischungen, Toxaprevent-Kapseln oder Narturzeolith als Pulver. Ich entscheide mich spontan für das Naturzeolith. Den Begriff Ölziehen habe ich bisher auch noch nie gehört. Die Mundschleimhaut ist ein guter Ausleitungsort für Gifte. Morgens soll man mit einem Zungenschaber oder Löffel den Belag von der Zunge schaben und anschließend Ölziehen. Hierbei nimmt man einen Schluck kaltgepresstes Bio-Sonnenblumenöl in den Mund. Man zieht das Öl wie beim Mundausspülen durch die Zähne und behält es dann für etwa zehn Minuten im Mund. Das Öl dabei nicht gurgeln oder runterschlucken sondern nur im Mund hin und her bewegen. Das Öl nimmt so viele Bakterien, Säuren, Schwermetalle und andere Schadstoffe aus der Mundschleimhaut auf und bindet diese. Auf diese Art kann man morgens gleich ein paar Gifte dem Waschbecken übergeben. Das klingt logisch und simpel. Ich mache mir viele Notizen, damit ich nichts vergesse. Hinter dem Wort Ölziehen mache ich einen dicken Pfeil." Öl kaufen!"

Unsere Reise beginnt Montag in vier Wochen. Am Sonnabend davor sollen wir bereits einen Entlastungstag machen. Das heißt kein Fleisch, keine Wurst, Käse oder Brot mehr essen. Am besten nur ein wenig gedünstetes Gemüse oder Gemüsesuppe. Am Sonntagmorgen sollen wir eine Glaubersalzmischung trinken und auf die abführende Wirkung warten, um den Darm völlig zu entleeren. Ab hier darf nichts mehr gegessen werden. Mir ist das Alles noch nicht geheuer. Nun kommen wir zu den Dingen, die wir für die Reise brauchen. Ich mache mir eine Liste.

Bettwäsche

mehrere Handtücher

reichlich Nachtwäsche

bequeme Kleidung und saugfähige Unterwäsche

Wetterjacke

Mütze, Handschuhe, Schal

Sportzeug

feste Schuhe

dicke Socken, Hausschuhe

Wärmflasche

Trinkflasche

Decke

Rucksack

Tagebuch und Stifte

Bio- Öl, Naturkosmetik, Massagebürste

Irrigator

Was ist ein Irrigator? Ich blicke schüchtern in die Runde. Alle andern kennen den Begriff. Schüchtern frage ich bei Christine nach, was das ist. Die anderen Frauen grinsen. Christine erklärt mir, dass dies ein Gerät für einen Einlauf ist, den ich täglich machen soll. Ich bin total geschockt. Meine Wangen glühen und werden vor Scham ganz rot. „Ich soll wirklich jeden Tag einen Einlauf bei mir selber machen?" rufe ich entsetzt. Ungläubig blicke ich wieder in die Runde. Mein spontaner Ausruf sorgt für Heiterkeit bei den Anwesenden. Ha, ha, ha! Ich bin scheinbar völlig unwissend und frage gleich noch einmal nach, wie man so einen Irrigator anwendet. Peinlich! Ich habe noch nie selber einen Einlauf gemacht. Christine demonstriert mir dann auf dem Boden in welcher Stellung es am besten funktioniert. Sie kniet sich hin, der Hintern ragt in die Luft und der Oberkörper liegt flach auf den Boden „In dieser Stellung alles schön locker lassen, damit das Wasser gut einfließen kann!" Meine Fantasie schlägt Purzelbäume und ich stelle mir bildlich vor, wie ich selber einen Einlauf in dieser Stellung mache. Ich sehe mich gerade in dem Ferienhaus in einem fremden Badezimmer, in dieser seltsamen Stellung mit einem Schlauch im Hintern. Das bringt mich nun auch zum Lachen. Mein Kopf Kino hört nicht wieder auf und ich werde das Bild einfach nicht wieder los. Immer wieder muss ich grinsen. Nun folgen noch viele Informationen zum Ablauf der Fasten-Woche, zu körperlichen Reaktionen und seelischen Impulsen. Wir sollen auf unsere Träume, Gedanken und Gefühle achten und ein Fastentagebuch schreiben. Das erstaunt mich jetzt wirklich. Ich habe noch nie Tagebuch geschrieben und schreiben an sich mag ich eigentlich auch nicht. Das kann ja heiter werden. Der Informationsabend ist sehr interessant und bestärkt mich jetzt doch in dem Gefühl, das ich Fasten auf jeden Fall ausprobieren möchte. Wir verabschieden uns und ich kaufe gleich noch ein paar Dinge von meiner Liste ein. Naturzeolith, Bio-Sonnenblumenöl, Trinkflasche und ein Tagebuch. Zu Hause packe ich stolz meine Einkäufe aus. Total motiviert beginne ich gleich mit der Entgiftung. Ich rühre einen Esslöffel Naturzeolith in ein Glas Wasser. Skeptisch blicke ich das Glas und die trübe weiße Flüssigkeit an. Lecker sieht das nicht aus!

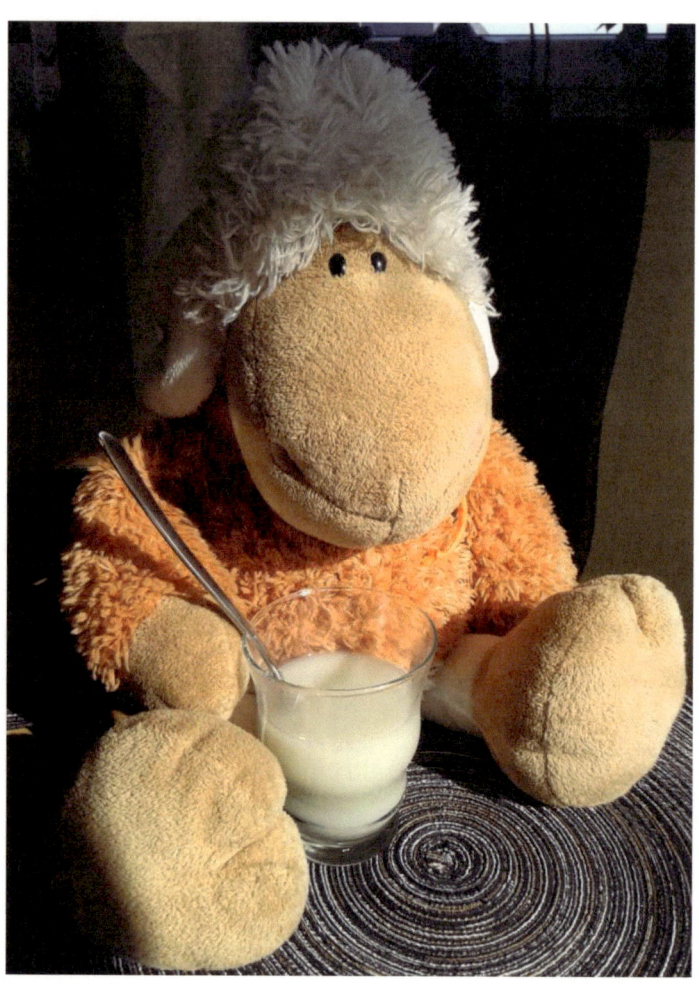

Mutig setzte ich das Glas mit der trüben Flüssigkeit an die Lippen und nehme den ersten Schluck. Bevor ich das Wasser runterschlucken darf, soll ich es erst eine

Weile im Mund behalten, damit die ersten Schadstoffe aus der Mundschleimhaut gebunden werden. Die seltsame Flüssigkeit ist kaum in meinem Mund und löst sofort einen Brechreiz aus. Das Würgen unterdrückend, kneife ich tapfer die Lippen zusammen und widerstehe dem Impuls, das Wasser gleich wieder auszuspucken. Durch die Nase atme ich heftig ein und aus. Ich fühle mich dabei wie der böse Wolf, der in ein Stück Kreide gebissen hat. Da kann man ja gleich Schlamm aus einer Pfütze trinken. Man ist das ekelig. Mühevoll schlucke ich das widerliche Zeug runter. Mein Blick geht zu dem immer noch fast vollen Glas zurück. Ich bin nicht gerade begeistert und verdrehe genervt die Augen. Dann nehme ich das Glas erneut in die Hand, halte mir die Nase zu und leere es in einem Zug. Nur runter damit! In meinem Mund knirscht es. Es schüttelt mich und ich bekomme Gänsehaut. Ekelig! Das soll ich jetzt wirklich morgens und abends trinken? Ich bin mir plötzlich nicht mehr sicher, ob ich wirklich noch fasten will.

Um nicht schon vorher aufzugeben werde ich erst einmal das Ölziehen ausprobieren. Ich verschwinde mit der Flasche Sonnenblumenöl im Bad.

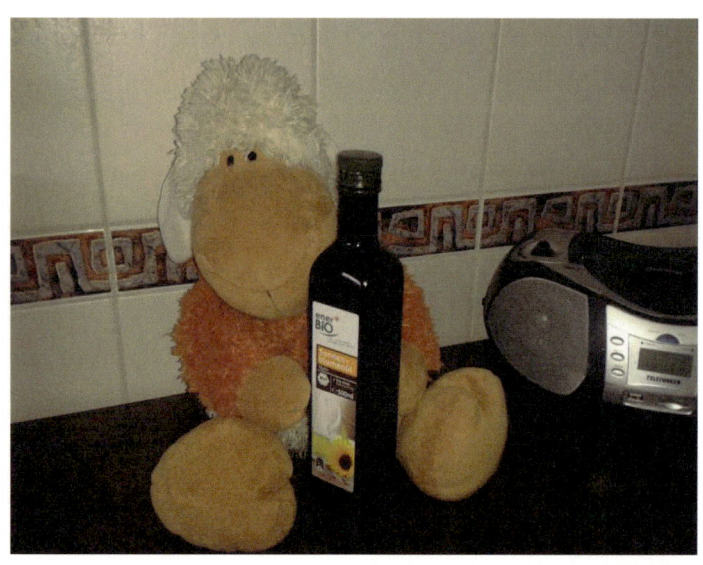

Deckel ab, einen Esslöffel voll und rein in den Mund! Ih, was ist das denn. Das pure Öl in meinen Mund löst sofort eine neue Welle des Ekels aus. Tapfer bewege ich das Öl eine Weile in meinem Mund und ziehe es durch die Zähne. Ich blicke auf die Uhr, der Sekundenzeiger bewegt sich extrem langsam und zehn Minuten sind mir deutlich zu lang. Nach drei Minuten kapituliere ich. Bevor ich mich doch noch übergeben muss, spucke ich das Öl ins Waschbecken. Das vorher klare Öl, ist nun trübe und gelblichweiß. Ob das schon die ersten Schadstoffe aus meiner Mundschleimhaut sind? Um den ekeligen Geschmack loszuwerden, putze ich mir lieber gründlich die Zähne. Danach ist der ekelige Geschmack wieder vergessen. Irgendwie fühlt sich mein Mund jetzt total sauber an. Die Zähne sind glatt, wie nach einer professionellen Zahnreinigung. Mit der Zunge streiche ich noch einmal über meine Zähne. Es fühlt sich wirklich gut an.

Durch diesen Erfolg motiviert, greife ich nach dem neuen Tagebuch. Auf dem Buch sind viele Muscheln abgebildet und ich denke sehnsüchtig an den Urlaub am Meer. Ich habe noch nie Tagebuch geschrieben und weiß eigentlich gar nicht, was man da so reinschreibt. Aus Reflex blättere ich erst einmal die vielen leeren Seiten durch. In meinem Kopf herrscht absolute Leere. Ich nehme das Tagebuch mit in die Küche, greife nach einem Kugelschreiber und setzte mich an den Küchentisch. Der Stift kreist hilflos über dem aufgeschlagenen Tagebuch. Ich habe keine Ahnung, was ich schreiben könnte und ob ich da jetzt schon was reinschreiben soll. Gedankenverloren kaue ich auf dem Stift. Plötzlich muss ich grinsen und ich habe eine gute Idee. Dann schreibe ich die ersten Worte auf eine leere Seite:

Fasten für Anfänger- eine tierische Herausforderung

Meine Gedanken beginnen förmlich zu fließen. Wie durch Zauberei schreibt meine Hand Worte auf das Papier. Ich kann gar nicht so schnell schreiben, wie ich möchte. Die Worte sprudeln einfach so aus mir heraus. Das ist total faszinierend. Ich glaube ich kann doch schreiben und es macht mir sogar unheimlich viel Spaß. Erst als mir vor Müdigkeit die Augen zufallen, bemerke ich, dass es schon nach Mitternacht ist.

Kapitel 7: Grundregeln des Fastens

Beim Fasten schaltet der Körper von Essen auf nicht Essen um. In der Fastenzeit darf absolut nichts gegessen werden. Man darf nur Flüssigkeit zu sich nehmen, möglichst viel Wasser ohne Kohlensäure, ungesüßten Tee, Gemüsebrühe oder verdünnte Obst- und Gemüsesäfte. Man darf mehr trinken als der Durst verlangt. Außerdem soll man alles weglassen, was dem Körper schadet, zum Beispiel Nikotin, Alkohol, Kaffee und Stress. Besonders wichtig ist, sich bewusst vom Alltag zu lösen. Dies ist eine gute Zeit, um einmal bewusst auf Telefon, Termine, Radio, Fernsehen und Computer zu verzichten. Statt Stress durch eine ständige Reizüberflutung von außen, ist Besinnung nach innen, Ruhe und Stille angesagt. In dieser Zeit sollte man alles tun, was dem Körper gut tut und Spaß macht. Jeder hat andere Bedürfnisse und kann tun, was er möchte. Schlafen, Faulenzen, Bummeln, Sport, Sauna, Tanzen, Lesen oder Malen und vieles mehr. Endlich mal Zeit für die wichtigen Dinge, die im Alltag oft zu kurz kommen. Sicher kann man auch Fasten und trotzdem arbeiten. Das ist aber nicht besonders sinnvoll, weil Fasten auch eine Zeit der Besinnung sein soll und der Körper in dieser Zeit etwas mehr Ruhe braucht. Um den Körper zu entgiften ist es wichtig jeden Tag den Darm mit einem Einlauf zu entleeren. Viel trinken, damit der Körper die Schadstoffe ausspülen kann. Durch Bewegung und Sport soll man den Körper zum Schwitzen bringen, damit auch über die Haut Schadstoffe ausgeschwemmt werden. Anschließend die Haut und besonders Schleimhäute gut mit Öl pflegen. Viel Bewegung an frischer Luft und bewusst tief atmen ist sinnvoll, um die Lunge bei der Entgiftung zu unterstützen. Nach fünf bis zehn Tagen wird das Fasten wieder abgebrochen. Länger sollte man nicht ohne ärztliche Aufsicht fasten. Der Körper muss wieder umschalten vom Nichtessen zum Essen. Der Körper hat in der Fastenzeit die Produktion von Verdauungssäften eingestellt, dadurch muss man den Körper wieder langsam an feste Nahrung gewöhnen, damit er neue Verdauungssäfte produziert. Das ist genauso wichtig, wie das Fasten selbst. Es folgen je nach Länge der Fastentage, drei bis fünf Aufbautage. Gesunde Menschen dürfen alleine und selbstständig fasten. Menschen, die krank sind oder Medikamente nehmen, sollten mit ihrem Arzt besprechen, ob sie fasten dürfen. In diesem Fall ist vielleicht auch der Aufenthalt in einer Fastenklinik sinnvoll.

Kapitel 8: MondFEE-Atelier

Endlich ist es soweit, es ist Freitag, Feierabend und am Sonntag beginnt die Fastenwoche! Für die Fastenreise brauche ich noch eine Kuscheldecke und meine dicken gestrickten Socken. Beides liegt noch im Atelier. Bevor wir nach Hause fahren, halten wir noch in Magdeburg in der Goethestraße 4 in unserem MondFEE-Atelier an. In dieser kleinen Wohlfühl-Oase finden regelmäßig Entspannungskurse mit tibetischen Klangschalen, Klang-Malkurse, Hot Stone-Edelstein-Massagen und Klangmassagen statt. Ich bin unheimlich gern hier. In diesem Raum kann ich mich sofort entspannen und immer neue Energie tanken. Die schönen Energie-Bilder, bunte Edelsteine, ein Buddha und die Klang-schalen lassen mein Herz gleich höher schlagen. Ich erinnere mich wieder an den wunderschönen Traum, der die Idee für den Namen „MondFEE-Atelier" gelie-fert hat. Schon der Gedanke an diesen Traum macht mir wieder Gänsehaut. Ich schlage eine Klangschale an und erinnere mich:

In meinem Traum bin ich nachts in einem Wald mit riesigen uralten Bäumen unterwegs. Das lange Kleid, das ich trage, ist aus silberfarbener Seide. Der Stoff raschelt und streicht sanft über meine Haut. Die Seide auf meiner nackten Haut fühlt sich unglaublich weich an. Mein langes hellblondes Haar ist zu einem dicken Pferdeschwanz gebunden und schimmert seidig und silbern, wie das Licht des Mondes. Ich trage keine Schuhe und meine Füße berühren den weichen Moosboden im Wald. Moos kann so unglaublich weich sein. Obwohl es dunkel ist, kann ich die alten Bäume deutlich vor mir sehen. Manche Bäume sind fast 300 Jahre alt und ich kann ganz deutlich ihre Kraft und Stärke spüren. Die Energie, die von ihnen ausgeht lässt meine Haut kribbeln. Elektrisiert richten sich die kleinen Härchen auf meinen Armen auf. Vorsichtig berühre ich mit den Fingern eine alte Eiche. Die Rinde hat tiefe Rillen und fühlt sich sehr warm an. Der Stamm ist unglaublich dick und knorrig. Mein Blick wandert über den Stamm nach oben. Die Baumkrone reicht weit in den Himmel und die Blätter rauschen über mir. Sie scheinen zu flüstern.

" Lauf, du musst weiter laufen."

Ich blicke noch einmal nach oben. Durch das dichte Blätterdach schimmert ein großer leuchtender Vollmond. Der Mond scheint heute besonders groß und hell zu sein. Das Flüstern der Bäume wird lauter.

„Folge dem Pfad. Lauf!"

Scheinbar weiß ich nun genau, wohin ich laufen muss. Zielstrebig setzte ich einen Fuß vor den anderen. Mein eigener Puls rauscht in meinen Ohren und mein Atem wird immer schneller und stoßweise. Die Härchen auf meiner Haut richten sich wieder auf und ich bebe voller freudiger Erwartung. Der gleichmäßige Rhythmus meines Herzens, ist wie eine Trommel, die mich antreibt. Meine Schritte werden immer schneller und ich renne, bis ich atemlos an einer Lichtung ankomme. Der Blick auf den einsamen See ist atemberaubend. Auf der Wasseroberfläche spiegeln sich tausende Sterne und der unglaublich große leuchtende Vollmond. Nebelschwaden ziehen langsam über das Wasser und zaubern wundervolle Lichtreflexe auf die Wasserfläche. Ich erblicke eine Seerose die neongelbe leuchtende Blüten hat. Dann wandert mein Blick wieder zu dem Spiegelbild des Mondes. Ich blicke wie hypnotisiert auf das Wasser und habe immer noch das Gefühl, ich blicke direkt in den Himmel. In meinem Kopf kreist nur noch der eine Gedanke.

" Ich muss in das Spiegelbild des Mondes gehen!"

Meine Beine setzten sich in Bewegung und laufen zielstrebig in den See. Das kühle Wasser umspült bei jedem Schritt meine Füße. Im ersten Moment bemerke ich nicht einmal, das ich nicht im Wasser versinke. Schritt für Schritt wandele ich auf der Wasseroberfläche. Inzwischen bin ich weit vom Ufer entfernt. Das Wasser unter mir ist klar und sehr tief. Ohne über meine panische Angst vor tiefem Wasser nachzudenken, laufe ich einfach immer weiter. Dann bin ich endlich da. Ich stehe mitten im Spiegelbild des Mondes. Mich überkommt ein tiefes Gefühl von Wärme und Geborgenheit. Dieses Gefühl ist unbeschreiblich schön. Verträumt blicke ich nach oben zum riesigen Vollmond, der sich nun auch direkt unter mir im See spiegelt. Der Mond erwidert meinen Blick, wird immer heller und beginnt plötzlich zu pulsieren. Auch das Spiegelbild des Mondes verändert sich. Wie Nebelschwaden steigen viele kleine leuchtende Wassertropfen nach oben und hüllen mich ein. Sie bilden um mich eine rotierende Wassersäule, die bis nach oben zum

Mond reicht. Ich scheine Eins zu sein mit dem Mond. Die Verbindung, die ich fühlen kann, lässt sich nicht mit Worten beschreiben. Der Mond pulsiert in meinem Atemrhythmus und ich habe ein Kribbeln in meinem ganzen Körper. Dann erklingt in meinem Kopf leise eine wundervolle Musik. Der Klang ist sehr alt und vertraut und gleichzeitig auch neu und erregend. Ich versuche mich zu erinnern, woher ich diese Melodie kenne. Leicht und beschwingt beginne ich mich nach dieser Melodie zu bewegen. Ich tanze wie eine Fee nach der Melodie des Mondes. Ein tiefes Gefühl von Freude, Liebe und Erkenntnis breitet sich in mir aus.

Das ist der Rhythmus des Lebens.

Kapitel 8: Das Fasten beginnt

Es ist Sonnabend und meine Gedanken kreisen um die Fastenwoche, die nun direkt vor mir liegt. Heute soll ich nur noch leicht verdauliche Lebensmittel essen. Kein Brot oder Brötchen, keine Wurst , Fleisch und kein Käse. Ich decke für den Rest der Familie den Frühstückstisch mit Geschirr, Brötchen, Butter, Käse, Eier, Tomaten, Marmelade und Kaffee. Auf dem Herd quillt ein Haferbrei, den ich zum Frühstück essen werde. Nun raspele ich mir noch einen Apfel dazu. Kurze Zeit später sitzt unsere Familie am Frühstückstisch. Der Haferbrei, den ich nun langsam löffle, wird mit jedem Löffel mehr in meinem Mund und ich schiele sehnsüchtig zu den Brötchen. Der Kaffeeduft steigt mir in die Nase und ich greife zu meiner Teetasse. Obwohl ich sehr gern Tee trinke, vermisse ich heute meine Tasse Kaffee am Morgen. Mein Frühstücksei bekommen heute die Hunde, dass geht jetzt wirklich zu weit. Hund müsste man sein. Erklärt mir bitte heute noch mal einer, warum ich fasten will? Tapfer widerstehe ich allen Versuchungen, bis das Frühstück endlich beendet ist. Nun räume ich die Küche auf und setzte mich dann wieder an den Küchentisch. Beim Tagebuch schreiben vergeht die Zeit, wie im Flug. Es klingelt plötzlich an der Tür. Ich lege den Stift aus der Hand und öffne die Tür. Ein Nachbar steht vor der Tür und strahlt über das ganze Gesicht. „Wir haben uns heute ein neues Auto gekauft. Heute Nachmittag gibt es Grillwurst, Sekt und Bier. Ihr seid herzlich eingeladen. Kommt ihr?" Freudestrahlend antworte ich. „Oh ja gern.!"Als mein Nachbar weg ist, fällt mir wieder ein, ich darf ja gar keine Grillwurst essen. Na Klasse, gerade heute sind wir eingeladen. Zwei Stunden später sind wir dann bei unseren Nachbarn. Ich bewundere das neue Auto und stoße mit einem Glas Wasser an, denn Alkohol ist auch tabu. Die Würstchen liegen schon auf dem Grill und der Duft lässt mich vor Hunger fast schwach werden. Meine Nachbarin verteilt die ersten Würstchen. Als sie mir dann eins direkt vor die Nase hält, muss ich meine ganze Willenskraft zusammen nehmen, um es abzulehnen. Meine Erklärung, dass ich nichts essen kann, weil ich faste, stößt auf allgemeines Unverständnis. Mir ist das total egal, ich esse heute trotzdem keine Wurst. Wenn ich will, kann ich doch ganz schön standhaft sein. Mein Magen sieht das anders und knurrt laut. Der will lieber gleich etwas zu essen haben. Verzicht ist ganz schön schwer.

Kapitel 9: Versuchung

Heute ist mein erster richtiger Fastentag, an dem ich gar nichts mehr essen darf. Noch vor dem Frühstück mache ich einen langen Spaziergang mit den Hunden. Mein Magen knurrt bei dem Gedanken, dass ich gar nichts zum Frühstück bekomme. Als wir zurück sind, ist der Frühstückstisch reichlich gedeckt. An meinem Platz steht nur eine große Teetasse. Mit der Teetasse in der Hand, versuche ich nicht an die duftenden frischen Brötchen zu denken. Langsam und schluckweise trinke ich meinen Tee. Immer wieder geht mein Blick sehnsüchtig zu den frischem Brötchen. So ein gemeinsames Frühstück kann ganz schön lang sein, wenn man selber gar nichts essen darf. Meine Familie genießt das gemeinsame Sonntagsfrühstück in vollen Zügen. Ich zweifle schon wieder, ob ich wirklich noch fasten will. Meine Hand schiebt sich langsam in Richtung der Brötchen. Kurz bevor ich eins in der Hand habe, ziehe ich sie doch wieder zurück. Die Versuchung ist groß, aber ich bleibe standhaft. Das macht mich stolz. Nach dem Frühstück ist Zeit für das Abführmittel. Die Informationen auf dem Beipackzettel sind leicht verständlich. Ich rühre zwei Esslöffel von dem Pulver in ein Glas lauwarmes Wasser. Das sprudelnde Zeug in meinem Glas schmeckt nicht so schlecht, wie ich es erwartet habe. Nun muss ich auf die abführende Wirkung warten. Da ich nicht einschätzen kann, wann das Abführmittel wirkt, bleibe ich lieber zu Hause. Ich packe in der Zwischenzeit meine Sachen für die Reise zusammen. Die Zeit vergeht heute irgendwie sehr langsam und ich blicke alle 10 Minuten auf die Uhr. Ich kann mich weder auf Lesen noch auf Tagebuch schreiben konzentrieren. Unruhig laufe ich durch das Haus. Mein Magen knurrt und ich muss ständig an Essen denken. Das kann ja heiter werden. Das Abführmittel scheint auch nicht zu wirken. Außer ein wenig Bauchgluckern ist von abführender Wirkung immer noch nichts zu spüren. Mir ist flau im Magen und ich habe inzwischen richtig Hunger. Es gibt so viel Tee und Wasser, das ich schon gar keinen Durst mehr habe. Draußen scheint die Sonne und ich setze mich mit einer Kuscheldecke in einen Sessel auf der Terrasse und genieße die warme Frühlingssonne in meinem Gesicht. Hier schließe ich kurz die Augen und versuche mich zu entspannen. Ich will nicht mehr an Hunger denken. Die Männer hantieren inzwischen am Grill. Sie reden von leckeren Steaks, die bereits in Bier eingelegt sind. Steaks? Ich bin hell wach und springe aus meinem Stuhl hoch. Der Winter ist noch nicht mal richtig beendet und die Grillzeit wird bei uns schon wieder begonnen. Na Klasse, gerade heute! Ich darf nichts essen und die Männer wollen jetzt grillen. Mein Magen knurrt laut und ich laufe unruhig ins Haus Ich versuche meinen Hunger noch einmal mit einem Glas Wasser zu betäuben.

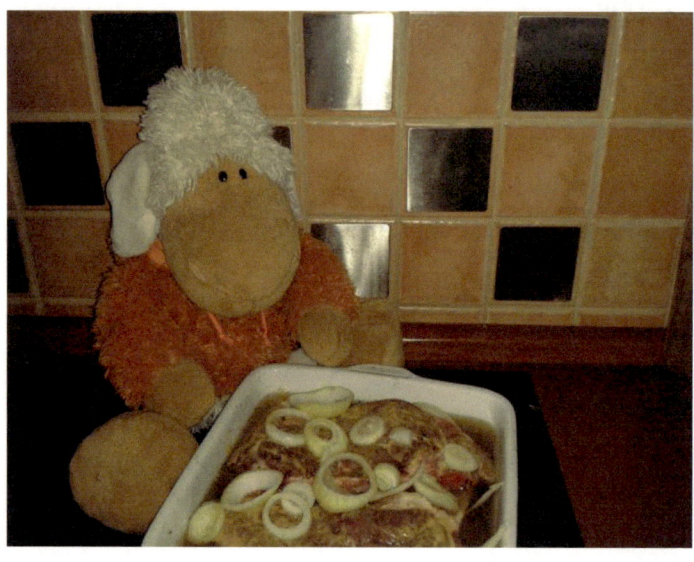

In der Küche fällt mein Blick sofort auf die eingelegten Steaks. Lecker! Ich liebe Steaks. Kurze Zeit später, liegen die Steaks auch schon auf dem Grill. Der Duft geht mir sofort in die Nase und ich kämpfe mit einem unglaublichen Hungergefühl. Das grenzt heute schon fast an Mobbing. Den Grillduft kann ich mit knurrendem Magen überhaupt nicht ertragen. Schnell flüchte ich wieder ins Haus. Mein Mantra lautet „Steaks schmecken mir gar nicht!!!" Um meinen Magen zu beschäftigen, koche ich mir eine frische Gemüsebrühe. Das leckere Gemüse darf ich heute auch nicht essen. Schluckweise schlürfe ich meine klare heiße Brühe. Die Wärme in meinen leeren Magen tut mir gut. Den Gedanken an die Steaks werde ich trotzdem nicht los. Das Gemüse bekommen nun auch noch die Hunde. Neidisch blicke ich in die beiden Näpfe. Ich habe Hunger und das blöde Abführmittel wirkt auch nicht! Das macht mich total unzufrieden. Ich bin mir nicht sicher, ob ich noch eine zweite Dosis von dem Abführmittel nehmen darf und entscheide mich nun doch für einen Einlauf. Genervt verschwinde ich im Bad. Aufgeregt bereite ich alles für meinen ersten Einlauf vor.

Kapitel 10: Ein Einlauf

Ein Einlauf ist eine uralte Methode zur Darmreinigung. Hierbei wird Wasser mit Hilfe eines Irrigators in den Darm geleitet, um Darminhalt und Ablagerungen schneller auszuscheiden. Ein Irrigator ist ein Wasserbehälter mit Schlauch und Klistierrohr, gibt es in jeder Apotheke. Der Wasserbehälter wird mit etwa zwei Litern Wasser gefüllt. Kühleres Wasser ist für einen Einlauf besser geeignet als warmes, da die Darmmuskulatur durch Wärme eher beruhigt wird. Das Klistierrohr wird vorsichtig in den After eingeführt und der Hahn am Schlauch geöffnet. Damit das Wasser gut in den Darm einfließen kann, muss der Wasserbehälter deutlich höher stehen. Die Bauchmuskulatur sollte locker sein und nicht verkrampfen. Innerhalb weniger Minuten ist das Wasser in den Darm gelaufen. Jetzt kann man das Rohr entfernen und das Wasser einwirken lassen. Kurze Zeit später erfolgt eine Darmentleerung. Wenn man den Darm während der Fastenzeit täglich gut mit Wasser spült, werden die ersten Symptome der Entgiftung, wie Kopfschmerzen, Schwindel und Schwäche deutlich gelindert.

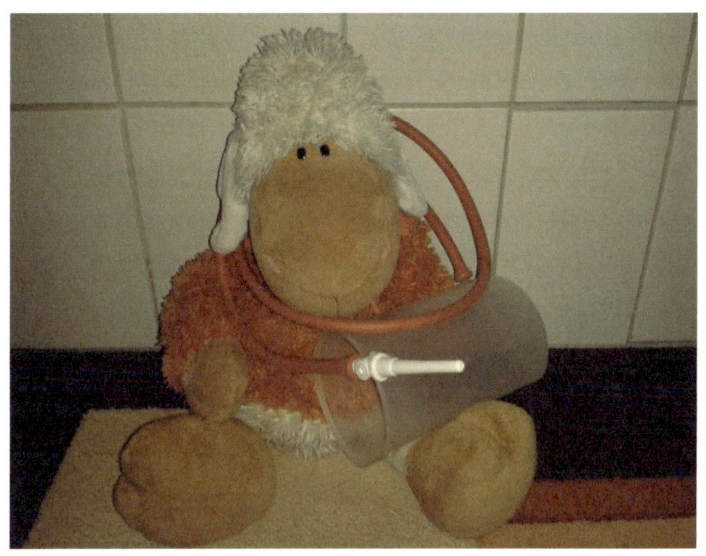

Inzwischen habe ich meinen Irrigator ausgepackt und mit zwei Litern Wasser gefüllt. Der Becher steht auf dem Schrank, ich liege auf dem Boden und habe einen Schlauch im Hintern. Ich konnte mir bisher nicht vorstellen, dass ich so etwas freiwillig tun werde. Ungeduldig und wahrscheinlich auch besonders ungeschickt, versuche ich den kleinen Hahn am Schlauch zu öffnen. Der Hahn lässt sich nicht öffnen, dafür kippt aber der Becher mit zwei Litern Wasser vom Schrank. Juhu! Ich bin klitsch nass und zwei Liter Wasser verteilen sich gleichmäßig im Bad. Wer hatte nur die blöde Idee mit dem Fasten? Ich schmeiße wütend den Irrigator in die Wanne, wische erst einmal das Bad und nehme dann eine zweite Dosis von dem Abführmittel. Die Männer stehen immer noch draußen am Grill und ich gehe genervt ins Bett. An Schlaf ist nicht zu denken, irgendwie kommen meine Gedanken überhaupt nicht zur Ruhe. Ich habe immer noch den Grillduft in der Nase und denke ständig an Essen. Jetzt bin ich mir überhaupt nicht mehr sicher, ob ich wirklich noch fasten will. Endlich döse ich etwas ein und werde auch gleich wieder von heftigem Bauchkneifen geweckt. Das Abführmittel wirkt nun doch. Die Nacht ist lang und mir geht es richtig schlecht.

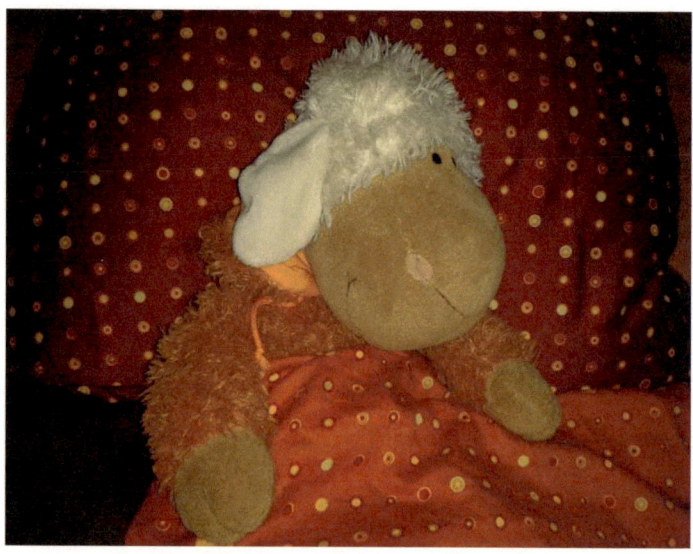

Kapitel 11: Abreise

Die letzte Nacht habe ich kaum geschlafen. Das Abführmittel hat heftig gewirkt und ich habe die halbe Nacht auf dem Klo verbracht. In Gedanken war ich ständig beidem Thema Fasten und kam einfach nicht zur Ruhe. Ob fasten wirklich das Richtige für mich ist? So richtig sicher bin ich mir da immer noch nicht. Nun fühle ich mich auch noch wie gerädert. Alles tut mir weh. Heute Morgen ist mir flau im Magen, ich habe leichte Kopfschmerzen und mir ist totalschwindelig. Das sind eindeutig die ersten Entgiftungserscheinungen. Ich setzte die Füße aus dem Bett und schwanke ins Bad. Als erstes mache ich den täglichen Einlauf, vielleicht geht es mir danach besser. Diesmal klappt es auch, ohne dass alles nass wird. Duschen und Anziehen ist mir noch nie so schwer gefallen, wie heute. Irgendwie kostet heute jede Bewegung unglaublich viel Kraft. Ich trinke noch eine Tasse Tee und dann geht es auch gleich los. Ich bin so froh, dass meine Nachbarin mit dem Auto fährt. Es ist Acht Uhr, wir laden unser Gepäck ins Auto, ich gleite erschöpft auf den Beifahrersitz und los geht es. Das flaue Gefühl im Magen wandelt sich in Übelkeit. Die Autofahrt macht es auch nicht gerade besser. Ich schließe meine Augen und versuche ruhig und gleichmäßig zu atmen. Meiner Nachbarin scheint es richtig gut zu gehen. Sie versucht mich aufzumuntern und schwärmt von dem Urlaub am Meer. Wir reden über die Tage, die vor uns liegen und träumen jetzt schon von einem langen Strandspaziergang. Das ist das erste, was wir heute machen wollen, wenn wir da sind. Die Autobahn ist erstaunlicher Weise relativ leer und wir kommen gut voran. Ein paar Stunden später sind wir auch schon da. Juhu!

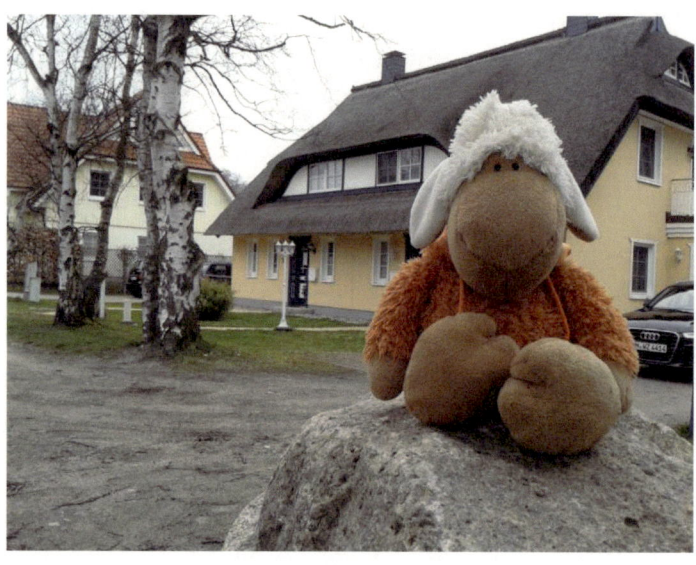

Das Ferienhaus sieht toll aus und ist sehr behaglich eingerichtet. Hier kann man sich wirklich wohl fühlen.

Außer Christine ist noch keiner weiter da. Das Wetter ist traumhaft schön und wir verschwinden gleich wieder nach draußen. Bevor wir die Sachen aus dem Auto auspacken, gönnen wir uns erst einen langen Strandspaziergang. Die Bewegung tut mir gut und der erste Blick auf das Meer ist atemberaubend. Die Weite des Meeres lässt mein Herz höher schlagen. Das gleichmäßige Wellenrauschen beruhigt meinen unruhigen Geist. Ohne viele Worte laufen wir am Meer entlang und genießen die Schönheit der Natur.

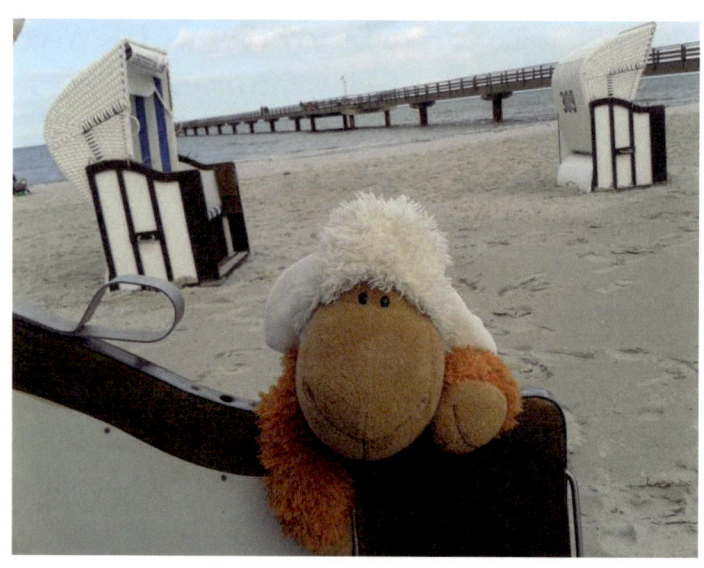

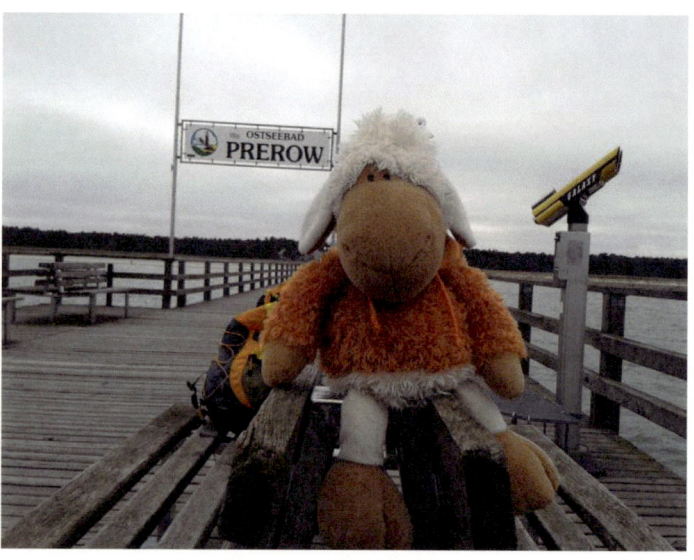

Die Zeit vergeht wie im Flug und es wird langsam Zeit für den Rückweg. Um 17.00 Uhr treffen wir uns alle im Ferienhaus. Als wir dort eintreffen sind die anderen Teilnehmerinnen schon alle da. Wir begrüßen uns und jeder stellt sich kurz vor. Zu unserer Fastengruppe gehören 12 Frauen, einige kenne ich schon vom ersten Fastentreffen. Ich bin mir gleich sicher, wir werden uns alle gut verstehen. Christine hat schon den Tisch gedeckt und wir versammeln uns alle am großen Esstisch. Als Fastensuppe gibt es heute Tomatensaft, der mit viel heißem Wasser verdünnt wurde. Das schmeckt fast wie Tomatensuppe. Lecker! Löffel für Löffel genießen wir die Suppe und besprechen den morgigen Tagesablauf. Jeder ist mal dran mit Tischdienst und Teekochen. Für Morgen sind meine Nachbarin und ich eingeteilt. Danach packen wir unsere Sachen aus und schalten die Sauna an. Nach einem Saunagang haben wir genug und gehen ins Bett. Das gemütliche Doppelzimmer gefällt mir gut. Ich schlüpfe in mein Bett und schließe die Augen. Gute Nacht!

Kapitel 12: Der erste Tag

Ich werde ruckartig wach und blicke verschlafen auf meinen Wecker. Es ist 6.30 Uhr. Vorsichtig drehe ich mich zu meiner Nachbarin um. Sie ist auch schon munter und lächelt mich an. Wir sollen morgens noch nicht reden und begrüßen uns deshalb nur mit einem stummen Lächeln. Meine Nachbarin krabbelt aus dem Bett und verschwindet gleich im Bad. Wir sind heute Morgen mit Teekochen dran, auch das noch! Ich stelle vorsichtig meine Füße aus dem Bett und das Zimmer dreht sich. Tief ein und ausatmen! Langsam erhebe ich mich aus dem Bett. Schwerfällig trete ich den Weg in die Küche an. Damit ich nicht stürze halte ich mich lieber mit beiden Händen am Treppengeländer fest. Das sieht bestimmt total klasse aus. Zum Glück sieht mich keiner. In der Küche trinke ich erst einmal ein großes Glas Wasser. Das bringt hoffentlich den Kreislauf auf Trapp. Ich fühle mich total matt und mir ist schwindelig. Langsam lasse ich frisches Wasser in den Wasserkocher laufen und stelle ihn dann an. In meinem Kopf spucken die Gedanken an die letzte Nacht und ich versuche mich an den seltsamen Traum zu erinnern.

Mein Traum beginnt bei einem wunderschönen Strandspaziergang. Der Strand ist völlig leer und gehört nur mir allein. Das Rauschen der Wellen ist ein sehr beruhigender Klang, der mich automatisch einen Fuß vor den anderen setzten lässt. Die Weite des Meeres hat für mich etwas sehr Wohltuendes und Beruhigendes. Der Sand unter meinen Füßen ist heiß und sehr fein. Möwen kreischen im Hintergrund und Wellen rauschen gleichmäßig ans Ufer. Plötzlich bleibe ich wie angewurzelt stehen. Vor mir steht mit großen Buchstaben in den nassen Sand geschrieben: „Steig in das Boot!" Die Schrift im Sand ist noch frisch, aber es ist niemand zu sehen. Ich blicke mich um, ein Boot ist auch nicht zu sehen. Ein paar Meter entfernt steht nur eine alte kupferne Badewanne. Links und rechts ragen Ruder bis auf den Sand. Ich grinse. Das ist ja nun wirklich kein Boot. Ich will schon weiterlaufen, da verschwindet die Schrift. Unsichtbar schreibt jemand neue Wörter in den Sand. „Stell dich nicht so an, steige einfach in das Boot!" Wie hypnotisiert laufe ich die paar Schritte bis zu dieser seltsamen Badewanne. Wasser ist zum Glück keins drin. Die Wanne sieht sehr alt und antik aus. An manchen Stellen hat das Kupfer schon Grünspan angesetzt. Dann steige ich vorsichtig hinein. Die Wanne ist bequemer, als sie aussieht. Eine Seite ist etwas höher und ich lege entspannt meinen Rücken dagegen. Mir bleibt die Luft weg, als sich die Wanne sofort von selbst auf das Wasser bewegt. Es gibt eine dicke Spur im Sand. Als die Wanne auf dem Wasser ist, rudern die Ruder selbstständig. Ich weiß nicht, was ich tun soll und halte vor Schreck die Luft an. Die Wanne schaukelt auf den Wellen und mein Magen macht genau das Selbe. Ich habe panische Angst vor tiefem Wasser und mir ist unheimlich schlecht. Die Wanne fährt immer weiter auf das Meer hinaus. Ich schreie laut um Hilfe, aber niemand hört mich. Krampfhaft halte ich mich am Wannenrand fest. Ich will zurück ans Ufer! Mein Blick geht zurück zum Horizont an den Strand, von dem ich gekommen bin. Die kleine Insel, auf die die Wanne so zielstrebig zusteuert, bemerke ich erst, als die Wanne auf das Ufer rutscht. Der plötzliche Ruck lässt mich zusammenzucken. Das erste, was ich wahrnehme, ist ein riesiger alter Turm. Der Turm steht majestätisch und einsam mitten auf dieser kleinen Insel. Er erinnert mich sofort an die Figuren von einem Schachspiel. Ich denke an das Schachbrett aus meiner Kindheit, auf dem mir mein Opa das Schachspielen beigebracht hat. Dann steige ich aus. Die Insel hat einen Durchmesser von ungefähr 100 Metern. Es gibt nur Sand und diesen riesigen Turm. Es ist nicht eine Wolke am Himmel zu sehen und die Sonne scheint unglaublich hell. Wo der Regenbogen über mir so plötzlich herkommt, kann ich nicht sagen. Es regnet nicht. So einen leuchtenden Regenbogen habe ich jedenfalls noch nie zuvor gesehen. Langsam umrunde ich diesen Turm. Komisch, er hat gar keine Tür. Ich denke an ein Märchen aus meiner Kindheit und rufe eher als Scherz: „Rapunzel, Rapunzel lass dein Haar herunter." Ich habe auch nicht wirklich erwartet, dass ein langer Zopf von oben herunter fällt. Umso erstaunter bin ich nun, dass meine Worte einen Mechanismus in Gang setzten. Es knarrt, knackt und poltert. Dann schieben sich Blockstufen, wie eine Wendeltreppe außen am Turm heraus. Die Stufen sind nur 50 Zentimeter breit und führen recht steil nach oben. Ob ich einfach mal nach oben steigen soll? Einerseits bin ich total ängstlich und andererseits auch unglaublich neugierig. Die Neugier siegt schließlich und ich steige langsam nach oben. Mit den Händen an der Wand taste ich mich vorsichtig Stufe für Stufe immer weiter nach oben. Die Stufen sind wirklich sehr schmal. Als ich zufällig nach unten blicke, löst die Höhe, die ich erreicht habe, eine Panikattacke aus. Ich zittere, mir ist schlecht und ich kann kaum noch atmen. Es gibt aber nur zwei Möglichkeiten. Vorwärts immer weiter nach oben oder rückwärts wieder runter. Umdrehen kann man sich auf den schmalen Stufen nicht. Ich atme tief ein und wieder aus, um mich zu beruhigen. Nach oben ist eindeutig die bessere Wahl. Ich kann mich nicht umdrehen und rückwärts will ich auf keinen Fall zurück. Tapfer setzte ich einen Fuß vor den anderen. Endlich habe ich es geschafft. Durch eine schmale fensterähnliche Öffnung schlüpfe ich in das Innere des Turms. Der Turm hat rings herum solche Öffnungen und ich habe einen atemberaubenden Blick nach allen Seiten. Mein Blick auf die untergehende Sonne, lässt mich den Atem anhalten. Das ist traumhaft schön. Mit weit geöffneten Augen und offenem Mund blicke ich staunend in die warmen Farben der untergehenden Sonne. Diese Farben berühren mein Herz und ich denke an längst vergessene Kindertage. Plötzlich höre ich leises Wimmern. Es klingt, als ob ein kleines Kind weint. Ich blicke mich um, aber es ist niemand zu sehen. In meinem Kopf tanzen die Worte: „Eins, zwei, drei, vier Eckstein, alles muss versteckt sein…" Unsicher blicke ich mich noch einmal um. Hier ist nichts, nur eine alte Truhe in der Mitte des Turmes. Die Sonne ist inzwischen untergegangen und plötzlich leuchtet neben jeder Fensteröffnung eine Fackel. Die Fackeln tauchen den Turm in ein gespenstiges Licht. Mir läuft ein Schauer über den Rücken. Die Atmosphäre ist inzwischen düster und bedrückend. Ich habe plötzlich unglaubliche Angst und weiß noch nicht einmal wovor. Das Weinen wird lauter und kommt direkt aus der Truhe. Ich hocke mich vor die Truhe und ein dickes schweres Vorhängeschloss hindert mich daran den Deckel zu öffnen.

„Du hast den Schlüssel!"

Die Worte erscheinen wieder direkt in meinem Kopf. Jetzt erst bemerke ich die Kette mit einem schweren alten Schlüssel um meinen Hals. Vorsichtig stecke ich den Schlüssel ins Schloss. Er scheint zu passen. Ich drehe vorsichtig den Schlüssel. Es klickt laut und das Schloss fällt zu Boden. Ich brauche meine ganze Kraft, um den schweren Deckel der Truhe zu öffnen. Zentimeterweise geht er knarrend nach oben auf. Der Anblick, der sich mir bietet, verkrampft sofort mein Herz. In der Truhe liegt eingerollt, wie eine kleine Katze ein etwa fünfjähriges schluchzendes Mädchen. Die Kleine ist vor Angst fast wahnsinnig. Die Augen vor Angst weit aufgerissen, liegt sie zitternd und weinend vor mir. Ich habe plötzlich so ein unglaubliches Mitleid, dass ich das gar nicht mir Worten ausdrücken kann. In meinem Kopf höre ich laut und deutlich die Worte „Du hast mich alleine gelassen und vergessen:" Die Kleine hat nicht gesprochen und trotzdem höre ich ihre Worte deutlich in meinem Kopf. Ich habe verstanden, was sie mir sagen will und erinnere mich. Mir kullern inzwischen dicke Tränen über das Gesicht. Vorsichtig hebe ich das kleine Mädchen aus der Truhe und nehme sie liebevoll in meine Arme. Die tiefe Verbindung, die ich plötzlich fühlen kann, erschreckt mich....

Als das Wasser im Wasserkocher zu kochen anfängt, werde ich aus meinen Erinnerungen gerissen. Noch halb in Gedanken brühe ich den ersten Tee auf. Nun kommt auch meine Nachbarin in die Küche. Stumm verständigen wir uns mit Blicken. Sie kocht einen zweite Kanne Tee und ich gehe hoch ins Bad. Mein Kreislauf rebelliert immer noch und ich habe kaum die Kraft mir die Zähne zu putzen. 10 Minuten später bin ich wieder unten. Die anderen haben inzwischen auch alle ausgeschlafen und versammeln sich im Wohn-zimmer. Hier liegen viele Meditationskissen, wir neh-men alle Platz und schweigen.

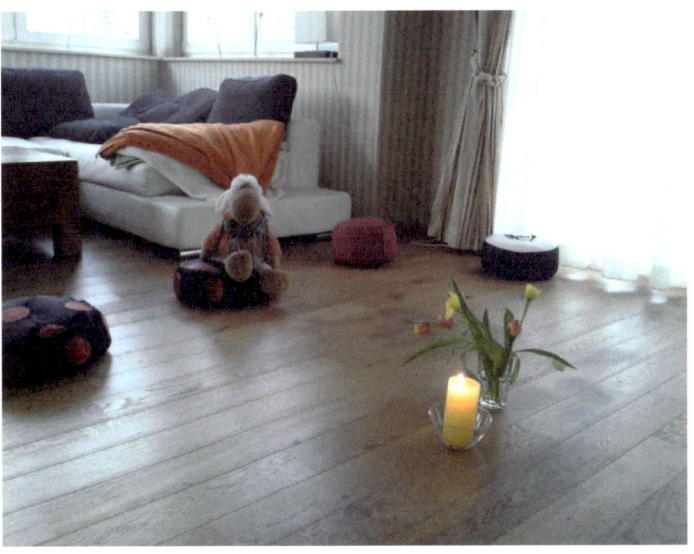

Schweigen macht angeblich den Kopf frei. Meiner scheint total voll zu sein und meine Gedanken kreisen unheimlich schnell. Fasten soll auch ein Weg nach innen, in die eigene Stille sein. Mein Kopf will einfach nicht still sein. Meditation heißt, sich auf sich selbst besinnen und annehmen, was gerade ist. Ich versuche mich auf das zu konzentrieren, was gerade wahrzunehmen ist. Es ist unbequem...aha. Mir ist immer noch schwindelig und Alles dreht sich... aha. Meine Hände sind eiskalt und das flaue Gefühl im Magen wird zur Übelkeit. Aha! Ich kann hier nicht mehr sitzen und will mich jetzt nur noch hinlegen. Aha! Meditation ist scheinbar doch nicht das Richtige für mich. Langsam rutsche ich auf das Sofa hinter mir. Mit Meditation hat das bestimmt nichts zu tun, aber hier bleibe ich still liegen und hoffe, dass ich mich nicht übergeben muss. Meine Gedanken sind immer noch nicht still und kreisen immer weiter. Mir kommen die unmöglichsten Dinge in den Sinn. Zum Glück wird das Schwindelgefühl endlich weniger und mir ist nicht mehr so schlecht. Meine Lebensgeister kehren schlagartig zurück als die Meditation zu Ende ist. Ich öffne die Augen und richte mich vorsichtig auf. Mir geht es wirklich besser. Juhu! Nun beginnen die Dehnübungen. Ich bin total steif und das ärgert mich.

Kapitel 13: Kneippkur

Nun geht es los. Jeder zieht sich Jacke und Schuhe an und greift seinen Rucksack mit Handtuch und Tee. Gemeinsam laufen wir los. Von unserem Ferienhaus brauchen wir etwa 15 Minuten, bis wir am Strand sind. Wir machen einen flotten Strandmarsch am Meer entlang. Ich denke daran, dass wir nun gleich in die Wellen eintauchen sollen. Im Moment bin ich immer noch fest überzeugt, dass ich das niemals machen werde. Der stramme Marsch bringt den Kreislauf auf Trapp und mich auch richtig zum Schwitzen. Dann bleiben wir stehen, hier soll gebadet werden? Ich bin mir immer noch unschlüssig, ob ich das ausprobiere. Christine spricht mich an „Nicht darüber nachdenken, einfach machen. Das ist einfach nur eine Kneippkur und gut für Körper, Geist und Seele." Wahrscheinlich sieht man mir an, dass ich völlig schockiert bin. Christine lächelt mir noch einmal aufmunternd zu und sagt „ Na los, trau dich!" Sie beginnt ihre Sachen auszuziehen. Ich gebe mir einen Ruck, packe meine Decke aus und ziehe mich auch aus. Die Morgenluft ist noch sehr kalt und mein verschwitzter Körper dampft leicht. Von dem kalten Wind richten sich sofort meine Härchen auf und ich bekomme eine Gänsehaut. Oh ist das kalt! Jetzt oder nie! Wahrscheinlich ist es wie ein Gruppenzwang. Splitternackt laufe ich gemeinsam mit den anderen schreiend und johlend ins Wasser. Die eisige Kälte des Wassers trifft mich mit voller Wucht. Wie kleine Nadelstiche kneift das Wasser auf meiner Haut. Ich renne noch ein paar Schritte weiter ins tiefe Wasser und tauche in der nächsten Welle einmal unter. Der unglaubliche Kältereiz lässt mich vor Schreck den Atem anhalten. Das Blut pulsiert durch meine Adern und mein Schreien verstummt schlagartig. Fünf Sekunden denke ich an rein gar nichts. Dann meldet sich mein Verstand. Schnell wieder raus hier. Ich flitze zurück an den Strand und beginne erst jetzt wieder zu atmen. Ich hole noch einmal tief Luft und greife nach meinem flauschigen Handtuch. Damit rubbele ich meinen Körper trocken. Meine Haut ist inzwischen ganz straff, rosig und warm. Das Glücks-Gefühl ist unbeschreiblich schön. Ich fühle mich wie neu geboren. Jetzt erst kommen die Gedanken hinterher. Ich war tatsächlich im Wasser und das bei nur 5 Grad Wassertemperatur. Ich bin wahnsinnig stolz auf mich und kann es selbst immer noch nicht wirklich glauben. Dieser Energieschub am Morgen verbreitet ein wundervolles Gefühl des Wohlbehagens. So wohl und lebendig habe ich mich seit langem nicht mehr gefühlt.

Völlig euphorisch blicke ich nochmal auf das Meer und trinke einen Schluck von meinem heißen Tee. Mir ist auch überhaupt nicht mehr kalt. Die Weite des Meeres beflügelt meine Gedanken und ich fühle mich unglaublich frei und lebendig.

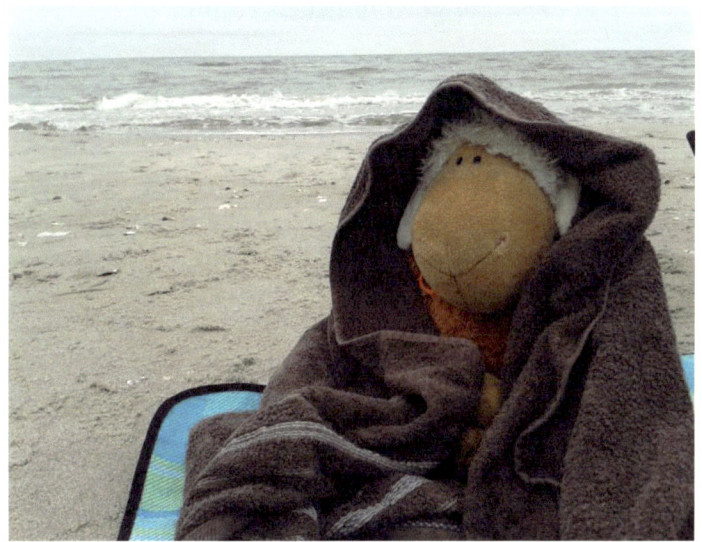

Kapitel 14: Ritual am Feuer

Ein neuer Tag beginnt, ich öffne gut gelaunt meine Augen und der Traum der letzten Nacht hallt noch in meinen Gedanken nach. Ich erinnere mich noch ganz genau an diesen ungewöhnlichen Traum.

Mein Traum beginnt mit dem Blick auf ein atemberaubendes Bergpanorama. Ich stehe weit oben in den Bergen und blicke völlig fasziniert auf die umliegenden Berggipfel. Von dem steilen Aufstieg bin ich erschöpft und völlig verschwitzt. Das ist mir aber egal. Der Blick über die Gipfel entschädigt für alle Anstrengung. Der kleine Gebirgspfad vor mir endet nun an einer kleinen sehr alten Kirche. Ich habe noch nie eine Kirche gesehen, die so hoch auf einem Berggipfel steht. Ich kann mich überhaupt nicht erinnern, wann ich das letzte Mal in einer Kirche war. Neugierig mustere ich die alte Tür mit den vielen Schnitzereien. Auf der Tür sind Menschen, Tiere und Früchte abgebildet. Ganz oben prangt eine strahlende geschnitzte Sonne. Unten auf der Tür sind Flammen und ein kleiner Teufel zu sehen. Die Schnitzereien sind wunderschön und zeugen von einem unglaublichen handwerklichen Geschick. Das Holz ist schon so verwittert, das es bestimmt viele Hundert Jahre alt ist. Diese kleine Kirche zieht mich an, wie ein Magnet. Ich betrachte noch einmal die filigranen Schnitzereien an der Tür und greife automatisch nach der riesigen alten Klinke. Die Tür ist so schwer, dass ich meine ganze Kraft brauche, um sie zu öffnen. Quietschend und knarrend öffnet sie sich nur zentimeterweise. Seltsamer Weise erblicke ich hinter der Tür nicht das Kircheninnere mit Bänken und einem Altar. Unmittelbar hinter der Tür führt eine schmale Wendeltreppe mit alten Marmorstufen nach unten. Wie ein unsichtbares Band zieht mich ein Gefühl, die Treppe hinunter. Fackeln an den Wänden spenden mir Licht und ich steige mit klopfendem Herzen immer weiter nach unten. Die Luft wird wärmer, feuchter und das Atmen wird schwerer. Mein Herzschlag wird vor Aufregung immer schneller. Nach endlos vielen Stufen lande ich in einer seltsamen Höhle. Auf den ersten Blick sieht sie aus, wie eine Tropfsteinhöhle aus Eis. Die Gebilde und Zapfen, die von der Decke hängen oder vom Boden nach oben ragen, sehen aus, wie große Eiszapfen. Es ist aber so warm in dieser Höhle, das mir sofort der Schweiß über den Rücken läuft. In der Höhle ist keine Lichtquelle zu sehen. Keine Fackeln an den Wänden oder Öffnungen, wo Tageslicht eindringt. Trotzdem schimmern die Gebilde in einem seltsamen silbernen leicht grünlichen Licht. Die extreme Hitze lässt den Gedanken an Eiszapfen gleich wieder verschwinden. Mit der Hand streiche ich vorsichtig über einen Zapfen. Die Oberfläche fühlt sich glatt und sehr warm an. Das ist eindeutig kein Eis und sieht aus der Nähe wie Bergkristall aus. Ich streiche noch einmal über den Zapfen. Durch meine sanfte Berührung wird dieses Gebilde noch heller und beginnt wie eine Lampe zu strahlen. Kleine Pünktchen im Inneren leuchten wie Glühwürmchen und tauchen die Höhle nun in strahlendes Licht. Ich sehe mich neugierig um. Es gibt Gebilde, die wie große Schneeflockenkristalle aussehen, viele Amethystdrusen, Felsen aus Rosenquarz und die Bergkristall Zapfen. Der kleine Pfad auf dem Boden ist mit vielen bunten Edelsteinen gepflastert. Diese Edelsteinhöhle ist traumhaft schön und ich habe so etwas noch nie zuvor gesehen. Meine innere Stimme drängt mich dem Pfad zu folgen. Wie Alice im Wunderland laufe ich staunend durch diese Höhle. Eine unglaubliche Stille lässt mich meinen eigenen Puls hören. Schon von Weitem entdecke ich diesen unterirdischen See. Auf der Wasseroberfläche spiegelt sich der Himmel. Tausende von Sternen leuchten hell und funkeln auf der Wasseroberfläche. Mein Blick geht automatisch nach oben.

Verblüfft blicke ich an die Decke der Höhle. Über dem See ist kein Himmel zu sehen. Ich bleibe am Rand des riesigen Sees stehen und betrachte die Sterne im See. Die Sterne sehen so echt aus, als ob man direkt in den Himmel blickt. Ich bücke mich und berühre zaghaft die Wasserfläche. Es ist wirklich Wasser. Plötzlich kommt eine Gondel in mein Sichtfeld. Ein alter Mann mit einem dunkelblauen langen Umhang ist der Gondoliere. Seinen spitzen Hut mit breiter Krempe hat er tief ins Gesicht gezogen. Ein langer weißer Bart reicht ihm bis zum Bauch. Auf seinem langen Stab, den er immer wieder ins Wasser taucht, prangt ein großer grüner Edelstein. Auf den ersten Blick sieht dieser Mann, wie ein Zauberer aus einem Märchen aus. Er spricht nicht, aber ich höre in meinem Kopf laut und deutlich die Worte „ Steig in die Gondel ein."Er bleibt mit der Gondel dicht am Ufer stehen und reicht mir seine faltige Hand, um mir beim Einsteigen zu helfen. Die Gondel schaukelt hin und her, bis ich auf einer Bank mit vielen bestickten Kissen Platz genommen habe. Ich sitze mit dem Rücken in Fahrtrichtung und blicke den Gondoliere neugierig an. Seine Augen bleiben geheimnisvoll unter der breiten Krempe des Hutes verborgen. Mit gleichmäßigen Bewegungen taucht er den Stab ins Wasser und die Gondel gleitet leise über den See. Seine extrem faltigen Hände lassen auf ein sehr hohes Alter schließen, trotzdem sind seine Bewegungen leicht und kraftvoll. „Wer bist du, und wo fahren wir hin?"frage ich neugierig. Ungeduldig warte ich auf eine Antwort von ihm. Ohne dass der alte Mann spricht, erscheint die Antwort in meinem Kopf. „Ich bin dein Fährmann und bringe dich zur Insel deiner Ahnen. Seih still und sieh in den See!" Ich blicke über den Rand der Gondel auf die Wasserfläche und habe wieder das Gefühl, ich blicke direkt in einen Sternenhimmel. Unter der Gondel ist plötzlich ein großer runder Vollmond zu sehen, der vorher noch nicht da war. Obwohl die Gondel sanft über das Wasser gleitet, bleibt der Mond immer direkt unter mir. Das Licht des Mondes lässt meine Haut silbrig glänzen und vor Erregung kribbeln. Das Gefühl, das mich der Mond begleitet, ist sehr beruhigend. Ich fühle eine tiefe Erleichterung und das Gefühl der Einsamkeit ist sofort verflogen. Meine Gedanken hören auf zu kreisen und ich bin ganz eins mit mir. In der Gondel gibt es einen leichten Ruck, als wir an einem Ufer anlegen. Der Fährmann reicht mir wieder die Hand, damit ich aussteigen kann. Hier stehe ich wieder auf einem mit bunten Edelsteinen gepflasterten Pfad. Alle zwei Meter erhellt ein leuchtender Bergkristall den Weg. Ich sehe einige Meter vor mir eine Feuerstelle auf einem Rosenquarzfelsen. Es sieht so aus, als ob dieser Stein brennt. Um diese Feuerstelle sind viele Menschen versammelt. Auf den ersten Blick erkenne ich Männer, Frauen und Kinder. Je näher ich komme, umso unwirklicher werden sie. Sie scheinen aus pulsierendem Nebel zu bestehen und wirken plötzlich wie Geister auf mich. Alle sitzen im Kreis um die Feuerstelle und summen eine wunderschöne Melodie. Verwirrt erblicke ich meine verstorbenen Eltern, Großeltern, Onkel, Tante und meinen kleinen Bruder. Ihre Blicke, die mich beobachten und das plötzliche Stimmengemurmel lassen mein Herz schneller schlagen. Eine uralte Frau mit langen silbernen Haaren in einem weißen Gewand steht auf. Sie kommt mir entgegen und begrüßt mich mit einer herzlichen Umarmung. Obwohl sie fast durchsichtig erscheint, kann ich nicht durch sie hindurch greifen. Ihre Umarmung ist fest und sehr liebevoll. Mit ihrer warmen, weichen Stimme flüstert sie leise. „Willkommen im Kreis deiner Ahnen. Setz dich zu uns ans Feuer. Wir freuen uns, dass du endlich da bist." Immer noch vor Aufregung zitternd, setzte ich mich zu den anderen ans Feuer. Die alte Frau greift nach meiner Hand, meine andere Hand ergreift ein kleines Mädchen neben mir. Durch die Verbindung unserer Hände schließt sich der Kreis. Durch diesen Kreis pulsiert nun eine sehr kraftvolle Energie. Das Kribbeln erfüllt meinen ganzen Körper und ich erahne die Kraft, die Stärke und das Wissen aus dieser Gemeinschaft. In meinem Kopf ertönt nun eine wundervolle Melodie. Gemeinsam mit allen anderen singe ich ein Lied in einer ungewöhnlichen Sprache. Ich weiß nicht einmal, was das für eine Sprache ist, aber ich kenne den Text und singe mit. Das Ritual beginnt und ich gehöre dazu..............

Meine Gedanken an den Traum verblassen langsam. Im Bett räkele und strecke ich mich noch einmal. Mir geht es heute richtig gut. Voller Vorfreude auf das Bad im Meer steige ich aus dem Bett. Das hätte ich nie für möglich gehalten. Ich schlüpfe in meine Sportsachen, putze noch schnell die Zähne und gehe runter zur Meditation. Da ich auf den sehr flachen Meditations-kissen nicht richtig sitzen kann, nehme ich mir heute gleich einen Stuhl. Schweigen….! Meine Gedanken sind heute sehr still. Sie kommen und gehen, ohne dass ich ihnen große Beachtung schenke. Ich glaube so soll Meditation wohl funktionieren. Plötzlich ist die Meditation schon wieder vorbei und ich habe gar nicht bemerkt, wie schnell die Zeit vergangen ist. Um die Lebensgeister zu wecken, laufen wir eine Runde bar-fuß durch das nasse Gras vor dem Haus. So etwas habe ich noch nie gemacht. Der Rasen ist feucht, noch kalt von der Nacht und ganz weich unter meinen Fü-ßen. Das ist ein tolles Gefühl. Ich laufe gleich noch eine zweite Runde. Nun folgen wieder Dehnübungen und Morgengymnastik. Mir geht es richtig gut und ich ma-che alle Übungen besonders gewissenhaft. Mein Kör-per ist inzwischen richtig warm und gut durchblutet. Bei der Übung, die nun folgt, sollen wir uns langsam nach vorn beugen und dabei bewusst Wirbel für Wirbel abrollen, bis die Hände den Boden berühren. Meine Hände sind erst in Höhe der Knie, da dreht sich plötzlich Alles. Mir bleibt die Luft weg und meine Brust fühlt sich an, als ob ein riesiger Stein darauf liegt. Sofort bricht mir der Schweiß aus und ich beginne unkontrolliert zu zittern. Panisch lasse ich mich auf den Boden fallen. Was ist denn jetzt los? Ich habe plötzlich eine panische Angst und weiß eigentlich gar nicht wovor. Mein Herz rast und der Atem geht stoßweise. Ich zittere wie Espenlaub. Jemand schiebt mir ein Meditationskissen unter die Beine und ich japse verzweifelt nach Luft. Tränen kullern mir über die Wange, dabei weiß ich nicht einmal warum ich weine. Hilflos bleibe ich auf dem Boden liegen und versuche gleichmäßig zu atmen, damit ich nicht ersticke. Tief in den Bauch ein atmen und wieder ausatmen. Dann schiebt mir jemand noch einen Löffel Honig in den Mund. Ich lutsche den süßen Honig und nach ein paar Minuten geht es mir wieder besser. Der Atem wird ruhiger und der Kreislauf stabilisiert sich. So plötzlich, wie die Angst gekommen ist, ist sie nun auch wieder verschwunden. Mir geht es wieder richtig gut, als ob nichts gewesen ist. Das war ein sehr seltsamer Schwächeanfall.

Dann geht es an den Strand, das Wasserritual im Meer folgt. Unsere Schritte werden immer schneller, bis wir das Meer erreichen. Der zügige Marsch am Strand entlang bringt mich wieder zum Schwitzen. Auch heute ziehe ich wieder ohne nachzudenken meine Sachen aus und flitze mit den anderen laut schreiend ins kalte Wasser. Juhu! Das Gefühl ist einfach super! Ich fühle mich wieder unglaublich frei und lebendig. Immer noch kann ich nicht glauben, dass ich das wirklich tue. Ich bin so stolz auf mich!

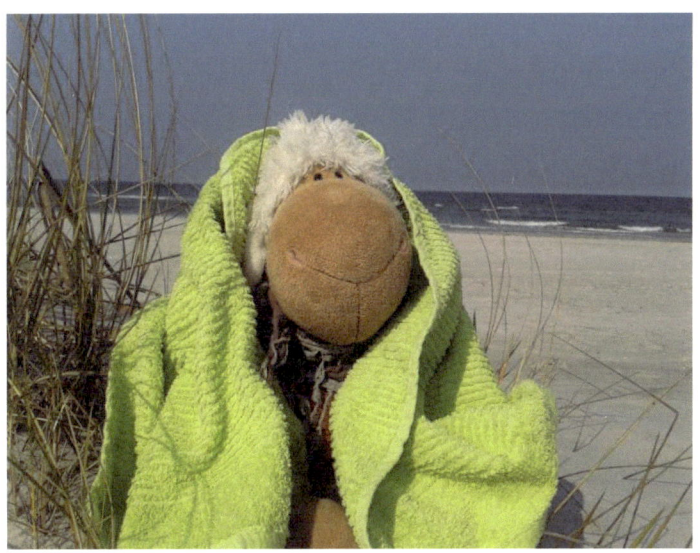

Kurze Zeit später, bin ich wieder warm angezogen und genieße einen Schluck heißen Tee. Glücklich blicke ich auf das Meer. Unsere Gruppe löst sich auf. Manche wollen zurück ins Ferienhaus und ich will unbedingt noch weiter am Strand laufen. Meine Nachbarin kommt mit. Der breite Strand ist traumhaft schön. Der Sand ist sehr fein und es gibt viele Muscheln. Das Wellenrauschen und das Möwenkreischen bieten eine sehr entspannende Geräuschkulisse. Die Sonne kommt hinter den Wolken hervor und taucht alles in ein goldenes Licht. Wir haben Beide keine Lust zu reden. Schweigend laufen wir immer weiter am Wasser entlang. Ich habe heute einen unheimlichen Bewegungsdrang und genieße dabei die schöne Natur. Dieser gleichmäßige Rhythmus des Laufens ist auch fast wie Meditation. Einfach nur laufen und Schweigen ist schön. Ich bin froh, dass ich mich mit meiner Nachbarin so gut verstehe. Wir laufen viele Stunden einfach nur am Wasser entlang und genießen die Natur.

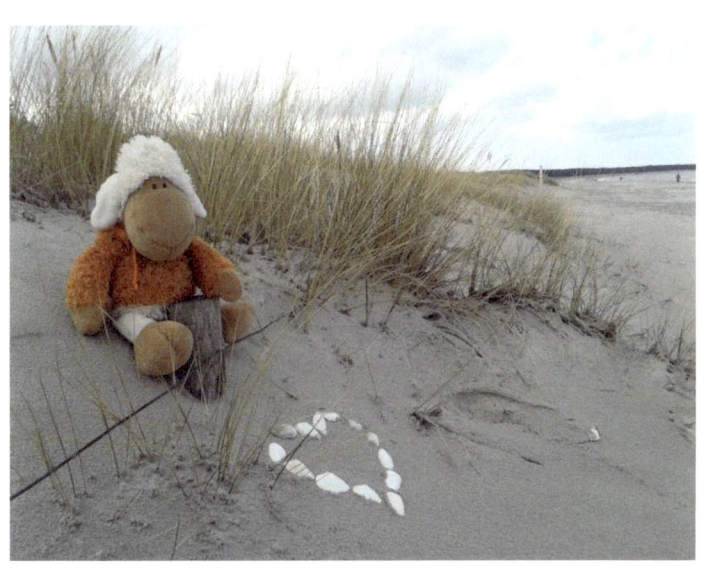

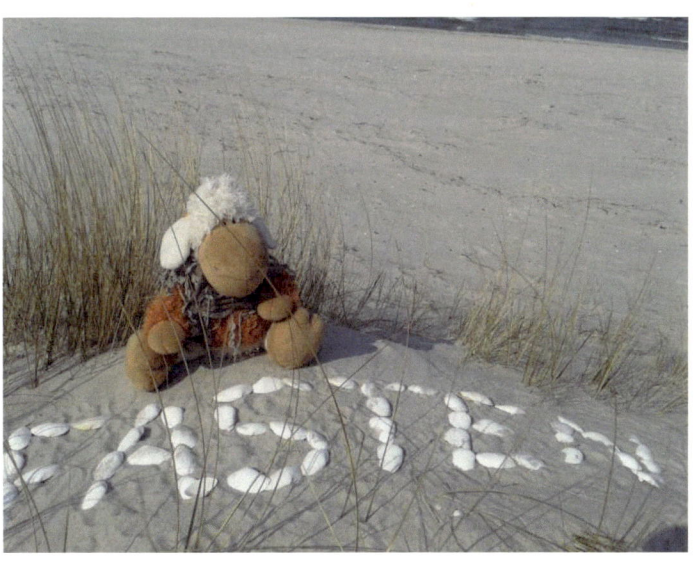

Ein wunderschöner Tag neigt sich dem Ende und wir haben uns alle im Ferienhaus versammelt. Heute bekommt jeder statt einer Fastensuppe einen Eierbecher voll Sauerkrautsaft. Skeptisch mustere ich diesen kleinen Becher. Da kann man ja kaum die Zunge mit nass machen. Ich probiere den ersten winzigen Schluck. Sauerkrautsaft gehört sonst nicht zu den Dingen, die ich freiwillig getrunken hätte. Dieser kleine Schluck Saft löst in meinem Mund eine wahre Geschmacksexplosion aus. Ich wusste gar nicht das Sauerkrautsaft so lecker sein kann. Durch das Fasten hat sich mein Geschmacks- und Geruchssinn deutlich verändert und ich bin viel sensibler geworden. Schluckweise genieße ich diesen Sauerkrautsaft und im Nu ist der kleine Becher leer. Am liebsten würde ich jetzt aufstehen und mir ein ganzes Glas davon eingießen. Ich widerstehe der Versuchung, denn ich weiß, dass ich das jetzt sowieso nicht vertragen würde. Das war nun also mein Abendbrot. Meine Geschmacksnerven sind durch den Saft so angeregt, dass ich schon wieder von einer gemischten Fischplatte träume. Hunger habe ich eigentlich gar nicht, es ist eher der Appetit auf Fisch und die Vorstellung am Meer zu sein und kein Fisch essen zu dürfen. Mein Magen reagiert auf meine Gedanken mit einen lauten Knurren.

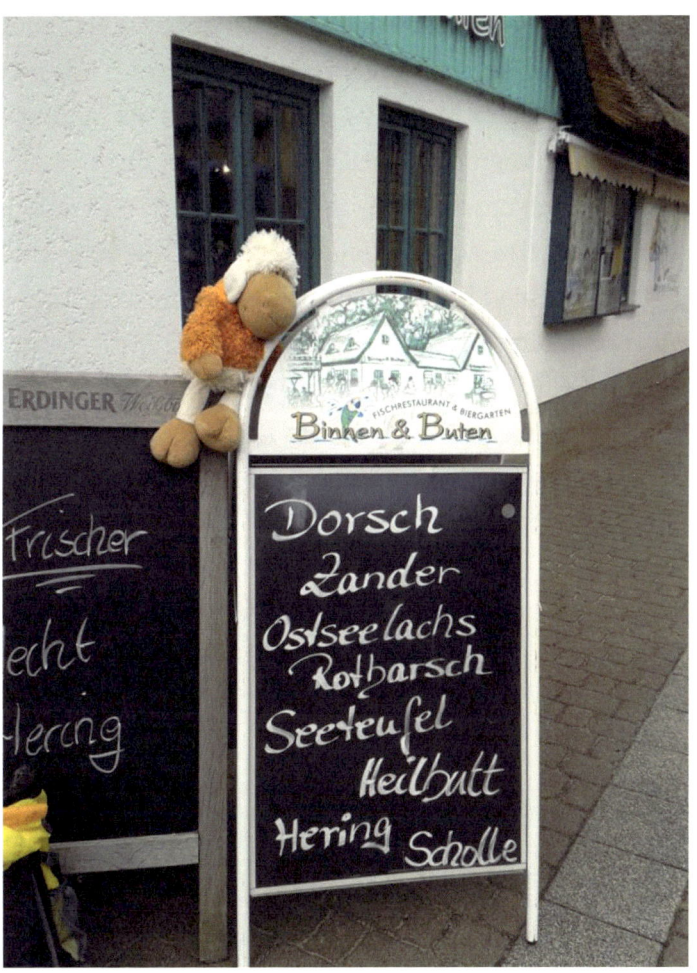

Heute Abend bietet Christine Ohrkerzenbehandlung an. Sie erklärt gerade, wie diese Behandlung funktioniert und worauf man dabei achten soll. Sie hat auch für jeden Ohrkerzen mitgebracht. Ohrkerzen? Ach nee, das ist nichts für mich. Der Gedanke an eine brennende Kerze in meinem Ohr lässt mein Herz nicht gerade höher schlagen. Ehrlich gesagt habe ich überhaupt keine Lust das auszuprobieren. Nichts wie weg hier! Ich verabschiede mich eilig und stelle mir die Sauna an. Die Sauna braucht jetzt fast eine Stunde, bis sie richtig heiß ist. Die Zeit bis dahin kuschele ich mich ins Bett und schreibe Tagebuch. Dann ist es soweit, die Sauna ist heiß. Schwitzen, Schwitzen, Schwitzen!

Kapitel 15: Traumzeit

Mein Traum beginnt in einem dunklen kalten Kellergewölbe. Ich lasse meinen Blick über die Wände aus den alten Natursteinen schweifen. Alles sieht grau und schmutzig aus. Es erinnert mich an einen alten Kerker in einem Schloss. Eine Ratte läuft vor mir über den schmierigen Fußboden. Es ist so unglaublich kalt hier, das ich sofort vor Käte zittere. Die kalte feuchte Luft riecht sehr moderig und unangenehm nach Urin. Eine Fackel an der Wand spendet mir nur spärliches Licht. Das gespenstige Flackern lässt mir einen Schauer über den Rücken laufen. Wo bin ich? Nun entdecke ich einen großen alten Spiegel an der Wand gegenüber von mir. Ich stehe auf und laufe mit zaghaften Schritten auf den Spiegel zu. Eine schwere Kette an meinem rechten Bein beginnt auf dem Boden zu rasseln. Ich zucke zusammen und folge mit meinem Blick der Kette. Mir wird schlagartig klar, dass ich an der Wand angekettet bin. Der alte Spiegel vor mir, ist staubig und schon fast blind. Ich entdecke darin einen Schatten und blicke verängstigt in den Spiegel. Das Spiegelbild, was ich erkennen kann, ist mir völlig fremd. Die Frau im Spiegel ist groß und schlank. Ihr kastanienbraunes Haar ist zu einem kurzen Bob geschnitten.

Über einer weißen Bluse trägt sie ein Kettenhemd aus kupferfarbenen Münzen. Um die Hüfte prangt ein breiter mit Edelsteinen verzierter Gürtel. Mein Blick wandert über rostbraune Pluderhosen bis zu ihren schwarzen Stiefeln. Dann blicke ich zurück in das schmale Gesicht mit den wachen braunen Augen. Unter der kleinen Stupsnase sind volle weiche Lippen. Das Spiegelbild lächelt mich an. Ich reibe mir die Augen und sehe noch einmal hin. Das bin eindeutig nicht ich! Die Frau im Spiegel lächelt immer noch. Ich kann nicht anders und muss zurück lächeln. Jetzt erst bemerke ich das Schwert in ihrer Hand. Mit einem Kopfnicken zeigt sie zur Tür und hält mir das Schwert entgegen. Ich bin verwirrt und weiß nicht, was ich tun soll. Die Frau nickt mir noch einmal aufmunternd zu und hält mir immer noch das Schwert hin. Ich zögere kurz, aber dann strecke ich ganz vorsichtig meine Hand aus und berühre den Spiegel. Der Stromschlag, den ich bekomme lässt meinen Körper zusammenzucken. Ein seltsames Kribbeln breitet sich in meinem ganzen Körper aus. Meine Hand gleitet trotzdem zaghaft durch den Spiegel. Irgendwie bin ich gar nicht erstaunt, dass ich nach dem Schwert greifen kann. Dieses alte mit Edelsteinen verzierte Schwert liegt schwer in meiner rechten Hand. Es ist so schwer, dass ich Mühe habe es festzuhalten. Mir ist sofort klar, ich muss damit die Kette zerschlagen. Ich ziehe meine Hand mit dem Schwert vorsichtig aus dem Spiegel. Mit beiden Händen hebe ich das Schwert nach oben über meinen Kopf und schlage dann mit aller Kraft auf die Kette. Der Knall ist ohrenbetäubend. Wie eine Schallwelle geht ein seltsamer Ruck durch den Raum, der den Boden beben lässt. Die Kette fällt klirrend von mir ab. Sofort nehme ich auch die Veränderung des Spiegelbildes war. Die Frau im Spiegel trägt nun ein altes zerschlissenes Kleid. Ihr blondes Haar hängt struppig über die Schultern. Der zarte Körper ist total ausgemergelt und das schmale Gesicht wirkt eingefallen. Mit den extrem großen blauen Augen sieht sie aus, wie ein Gespenst. Sie steht barfuß vor mir und ist mit einer Kette an die Wand gefesselt. Sie lächelt mir trotzdem aufmunternd zu und zeigt mit einem Kopfnicken wieder zur Tür. Ich habe immer noch das Schwert in meiner Hand und blicke an mir hinab. Die schwere Kette ist nicht mehr an meinem Bein. Ich trage Pluderhosen, Stiefel, eine weiße Bluse und ein Kettenhemd aus Münzen. Ich kann es kaum glauben, ich bin frei! Dankbar lächele ich der Frau aus dem Spiegel noch einmal an. Mit zaghaften Schritten laufe ich zur Tür und drücke mich mit meinem Körpergewicht dagegen. Die schwere Holztür geht knarrend auf und ich gelange zu einer Treppe. In freudiger Erwartung steige ich mit klopfendem Herzen die Stufen nach oben. Es sind unglaublich viele Stufen bis ich atemlos an der nächsten Tür ankomme. Auch diese Tür lässt sich nur mit Mühe öffnen. Das grelle Tageslicht ist so hell, das ich die Augen zukneifen muss. Als ich die Augen wieder öffne, erkenne ich einen Schlosshof. Unmittelbar vor mir, steht der größte Baum, den ich jemals gesehen habe. Es ist ein sehr alter knorriger und seltsamer Baum. Die tellergroßen Blätter sehen aus, wie große vierblättrige Kleeblätter. Die hellgelben Blüten sehen aus, wie riesige Seerosen und bilden einen tollen Kontrast zu dem satten Grün der Blätter. Ich wusste bisher nicht, dass Bäume solche Blätter und Blüten haben können. Die Krone des Baumes reicht weit in den Himmel. Der Stamm ist so dick, das 10 Leute ihn wahrscheinlich nicht umfassen können. Staunend berühre ich die alte verwitterte Rinde. Der Baum strahlt eine Energie aus, die meine Haut sofort kribbeln lässt. Durch meine Berührung öffnet sich der Stamm und gibt den Weg zu einer Wendeltreppe in seinem Inneren frei. Ich fühle mich wie in einem Märchen und setze mutig den ersten Schritt in den Baum. Stufe für Stufe steige ich nach oben. Es sind so viele

Stufen, das ich aufgehört habe zu zählen. Die Treppe endet an einer kleinen Holztür. Ich öffne die kleine Tür vor mir und stehe in einem zauberhaften Baumhaus. Es erinnert mich sofort an meine Kindheit. So ein Baumhaus habe ich mir immer gewünscht. Die Sprossenfenster geben einen atemberaubenden Blick auf einen Sonnenuntergang über dem Meer frei. Ich bleibe wie hypnotisiert stehen und betrachte mit offenem Mund die untergehende Sonne. Die funkelnde Wasseroberfläche, die Weite des Meeres und die warmen Farben der Sonne lassen in mir ein Gefühl von Wärme und Geborgenheit entstehen. Mit diesem wahnsinnigen Glücksgefühl, könnte ich jetzt die ganze Welt umarmen. Als mich plötzlich jemand an der Schulter berührt, zucke ich vor Schreck zusammen. Ich erblicke eine sehr, sehr alte Frau. Ihre himmelblauen Augen funkeln wie kleine Sterne in ihrem faltigen Gesicht. Ich habe keine Ahnung, wer diese Frau ist. Einerseits ist sie mir fremd, aber Andererseits auch irgendwie sehr vertraut. Liebevoll schließt sie mich einfach in ihre Arme. Dabei sieht sie mir tief in die Augen und blickt scheinbar auch tief in meine Seele. Mit einer sehr sanften Stimme beginnt sie zu sprechen. „Ich habe schon lange auf dich gewartet. Du hast endlich deine Fesseln zerschlagen und deinen Kerker verlassen. Du bist viel stärker als du glaubst. Seih mutig und stelle dich endlich deiner Vergangenheit. Du musst für dein Leben und deine Zukunft kämpfen. Ein Geheimnis liegt seit deiner Kindheit wie ein Schatten auf deiner Seele. Du hast dich damit selbst in einen Kerker gesperrt. Lass endlich Licht ins Dunkel und erinnere Dich." Die alte Frau nimmt mich noch einmal liebevoll in ihre Arme und drückt mir einen Kuss auf die Stirn. Mir laufen die ersten Tränen über die Wangen und ich erinnere mich....Im Schatten der Nacht!

Kapitel 16: Morgengymnastik

Ein neuer Tag hat begonnen und ich bin voller Vorfreude. Das Gymnastikprogramm macht mir heute besonders viel Spaß. Ich merke jeden Tag, wie gut mir diese Gymnastik tut. Heute versuche ich mir die Übungsfolge zu merken, weil ich sie auch in meinem Alltag alleine machen möchte.

Übungen der Morgengymnastik

langsam auf der Stelle laufen

etwas schneller auf der Stelle laufen

ganz schnell trampeln

Füße abwechselnd an den Po

Kniehebelauf

Armkreisen vorwärts

Armkreisen rückwärts

Arme an die Seite und nur die Unterarme kreisen

Hände kreisen

Arme und Beine schütteln und lockern

Kopf kreisen wie auf einem Teller

Kopf nach rechts neigen, rechte Hand auf das linke Ohr und Halsmuskeln dehnen

Seite wechseln

Brust kreisen

kleine Hüftkreise

große Hüftkreise

auf ein Bein stellen und das andere anheben und den Fuß kreisen

Seite wechseln

schnell auf der Stelle trampeln und alle Muskeln locker lassen

auf den Rücken legen und Beine anstellen, entspannen

in dieser Stellung die gestreckten Arme in Richtung Knie schieben, Oberkörper leicht anheben, dabei die Bauchmuskeln anspannen und Spannung halten.

3 Wiederholungen

In Rückenlage Füße bis zum Po anstellen, die Arme im rechten Winkel ausstrecken, Blick geht zur rechten Hand, die Knie nach links kippen und dabei alle Muskeln locker lassen und dehnen.

Seite wechseln

In Rückenlage die Knie an die Brust ziehen und auf dem Rücken schaukeln

Auf Hände und Knie aufstützen, einen Katzenbuckel und Hohlkreuz im Wechsel machen, 3 Wiederholungen

Anschließen den Po bis nach hinten auf die Fersen schieben, Arme ausstrecken und Oberkörper auf dem Boden entspannen.

Die Hände aufstützen und die Nase dicht über dem Boden nach vorn schieben, einatmen, über Katzenbuckel den Po wieder nach hinten auf die Fersen und ausatmen

Bauchlage, Arme und Beine ausstrecken, den linken Arm und rechtes Bein leicht an heben und die Spannung halten. Seite wechseln

Beide Arme und Beine anheben, Spannung halten

Atemübung

Atme tief ein.

Atem bedeutet Leben und dringt in den Körper ein. Mit jedem neuen Atemzug kommt neue Energie in den Körper. Fühle die Energie.

Atme bewusst ein und wieder aus. Du kannst dabei Verbrauchtes, Überflüssiges und alle Anspannung loslassen.

Tief einatmen und ausatmen.

Bei jedem Einatmen neue frische Energie in jeden Bereich des Körpers leiten... Kopf, Hals, Brust, Bauch, Rücken, Becken, Po, Arme, Beine, Hände, Füße.

Fühle diese Energie im ganzen Körper. Tief einatmen.

Beim Ausatmen kannst Du bewusst alle Blockaden und die verbrauchte Energie wieder loslassen.

Atme wieder ein und neue Energie belebt den Körper. Sauerstoff ist Leben. Bringe den Sauerstoff in jede Zelle deines Körpers. Tief ein- und ausatmen, das ist der natürliche Rhythmus des Lebens.

Kapitel 17: Klopftechnik

Die Klopftechnik durchblutet den Körper und weckt die Stammzellen zur Zellregeneration. Hierbei werden erst die Hände kräftig aneinander gerieben, bis sie richtig warm sind. Dann mit den Händen sanft über das Gesicht streichen und über den Augen einen Moment ruhen lassen. Danach behutsam mit den Fingerspitzen über den Kopf klopfen.

Mit den Händen einmal über den Körper streichen und anschließend hinsetzen und die Füße massieren.

Wieder aufrecht hinstellen, mit der linken Hand den rechten Arm klopfen, außen von oben nach unten, auf der Innenseite wieder hoch, 3 Wiederholungen.

Die Seite wechseln,

Brustkorb und Schultern klopfen

linke Seite klopfen

rechte Seite klopfen

mit beiden Händen über die Nieren streichen

rechtes Bein klopfen, außen nach unten und innen wieder hoch, 3 Wiederholungen

Seite wechseln

Po klopfen

Zum Schluss noch einmal die Thymusdrüse in Höhe des Schlüsselbeines klopfen. Dabei tief ein und wieder ausatmen.

Kapitel 18: Leberwickel

Bei einem Leberwickel wird ein kleines Handtuch mit warmem Wasser oder Salzwasser befeuchtet und auf der rechten Seite über den Oberbauch gelegt. Darüber legt man eine Wärmflasche und deckt alles mit einem trocknen Handtuch ab. Warm zudecken und so mindestens eine halbe Stunde ausruhen. Durch die warme Feuchtigkeit wird die Gallensekretion angeregt und Giftstoffe aus der Leber gezogen. Die feuchte Wärme regt den Leberstoffwechsel an und unterstützt damit die Entgiftung. Ein Leberwickel wirkt aber nicht nur auf den Körper, sondern auch auf die Seele. Verdrängte Emotionen, Traurigkeit oder Wut können an die Oberfläche kommen. Wie das Sprichwort" Ist dir eine Laus über die Leber gelaufen" besagt, gibt es einen Zusammenhang zwischen Leber und Lebensstimmung. Verdrängte Emotionen können auch das eigene Innenleben vergiften und es ist gut sie raus zulassen. Beim Fasten ist der tägliche Leberwickel eine gute Unterstützung bei der Entgiftung. Er lässt sich auch gut mit einer kleinen Mittagsruhe verbinden.

Kapitel 19: Kohlwickel

Ein Kohlwickel funktioniert ähnlich, wie ein Leberwickel. Man kann ihn anwenden, um Entzündungen zu lindern. Bei einem Kohlwickel werden die Blätter eines frischen Wirsingkohls gewaschen, entrippt und kurz in kochendes Wasser getaucht, damit sie weich und biegsam werden. Anschließend werden die Kohlblätter mit einem Nudelholz flach ausgerollt, bis der Saft austritt. Nun kann man die Kohlblätter auf eine schmerzende, entzündete Körperstelle auflegen, mit einem Tuch abdecken und längere Zeit einwirken lassen. Der Kohl gibt seine Vitamine und Mineralien an das Gewebe ab und saugt Abfallstoffe aus dem Gewebe. Entzündungen gehen dadurch schneller zurück. Besonders bewährt hat sich diese Methode bei geschwollenen Knien. Hier lassen sich die Kohlblatter gut mit einem abgeschnittenen Strumpf fixieren und können auch über Nacht einwirken.

Kapitel 20: Heißwasserkur

Eine Heißwasserkur ist eine Art Reinigungsmethode für den Körper. Hierbei wird frisches Leitungswasser 15 Minuten lang sprudelnd gekocht und anschließend in eine Thermokanne gefüllt. Das heiße Wasser wird schluckweise über den Tag verteilt getrunken. Durch das längere Kochen des Wassers werden die Cluster-strukturen des Wassers geöffnet. Diese formieren sich dann beim Abkühlen neu und ziehen im Körper dabei Gifte, Säurereste und Schleim an. Diese Methode ist sehr simpel und sorgt dafür, dass der Körper Schad-stoffe schneller ausscheiden kann. Eine Heißwasserkur kann regelmäßig auch über einen längeren Zeitraum angewendet werden, nicht nur in der Fastenzeit. Ge-rade in der Fastenzeit braucht der Körper viel Wasser um Schadstoffe zu lösen. Manchen Menschen fällt es schwer ausreichend zu Trinken. Oft fällt es diesen Menschen, die zu wenig trinken, leichter heißes Was-ser zu trinken.

Kapitel 21: Trockenbürsten

Das Trockenbürsten durchblutet die Haut und Bindegewebe, belebt den Körper und stimuliert den Kreislauf. Das Trockenbürsten sollte nicht nur in der Fastenzeit die erste Aktivität des Tages sein. Mit einer weichen Körperbürste, möglichst aus Naturborsten wird der Körper sanft in Richtung Herz massiert. An den Beinen auf der rechten Seite beginnen und mit der Bürste kreisend nach oben massieren. Erst innen und dann außen am Bein hoch massieren. Anschließend erst den rechten und dann den linken Arm kreisend massieren. Hierbei wieder erst innen am Arm und danach außen den Arm hoch bis zur Schulter mit kreisenden Bürstenbewegungen massieren. Die Hände nicht vergessen. Der Rücken ist etwas schwieriger zu erreichen. Bauch und Brustbereich sind sehr empfindlich. Hier sollte man nur ganz sanfte im Uhrzeigersinn kreisende Bewegungen machen. Der Körper ist danach warm und die Haut gut durchblutet, ein wundervoller Start in einen neuen Tag. Mit der Hautdurchblutung wird der Harnstoffwechsel angeregt, abgestorbene Hautpartikel lösen sich und Abfallstoffe können leichter nach außen dringen. Das Trockenbürsten entschlackt und strafft das Bindegewebe.

Kapitel 22: ansteigende Fußbäder

Ein Fußbad ist immer eine Wohltat für die Füße und den ganzen Körper. Am besten eignet sich für ein ansteigendes Fußbad eine Fußwanne (Schiele Kreislaufgerät). Die Füße werden auf den Holzrost in der Wanne gestellt und das Gerät erhitzt das Wasser nur langsam ansteigend. Alle Organe werden über die Reflexzonen der Fußsohlen zur Durchblutung angeregt. Hierdurch wird eine bessere Organfunktion angeregt und die Ausscheidung von Giftstoffen und Schlacken erleichtert. Die ansteigenden Fußbäder bringen den Kreislauf auf Trapp und sorgen für eine deutliche Verbesserung des Allgemeinbefindens. Wer eine normale Fußwanne benutzt und immer wieder kochendes Wasser zugießt, muss unbedingt auf die Verbrennungsgefahr achten. Beim Eingießen des heißen Wassers die Füße lieber kurz aus der Wanne nehmen und vor dem Eintauchen die Temperatur prüfen. Durch den Zusatz von einem Esslöffel voll basischem Badesalz wird die Haut an den Füßen wieder samt weich.

Kapitel 23: Auslaugebäder

Auslauge-Bäder sind eine beliebte Thalassotherapie, die die Heilkraft von Meerwasser und Algen nutzt. Diese Therapie kann auch in der eigenen Badewanne angewendet werden. Hierzu wird das Badewasser mit Meersalz und pulverisierten Algen angereichert. Wenn man längere Zeit in diesem etwa 37 Grad warmen Wasser badet, wird die Haut aufgeweicht und die Poren öffnen sich. Der ph Wert der Haut wird dabei gezielt verändert und Giftstoffe werden an das Badewasser abgegeben. Über eine Art Osmose findet ein Mineralstoffaustausch statt. Durch diese Bäder werden die Schlacken aus den obersten Hautschichten und dem Bindegewebe heraus gespült und neue Mineralien aus dem Salz und den Algen werden aufgenommen. Die Badedauer sollte möglichst länger als 45 Minuten betragen. Wenn kein Meersalz oder Algen verwendet werden, kann man das Badewasser auch mit basischem Badesalz anreichern, um den Säurewert der Haut zu verändern. Die Haut ist nach diesem Bad gut durchblutet, sauber, rosig und samt weich. Nach dem Baden nicht abtrocknen, sondern den Körper feucht mit einem sauberen Bettlaken einschlagen und im Bett gut zudecken und mindestens 30 Minuten ausruhen.

Kapitel 24: Schwitzen in der Sauna

Schwitzen in der Sauna ist eine Wohltat für Körper, Geist und Seele. Besonders nach sportlichen Aktivitäten entspannen sich die strapazierten Muskeln sehr gut durch die Wärme. In einer Saunakabine wird der Körper je nach Sauna mit Temperaturen zwischen 60 Grad (Biosauna) und 100 Grad stark erwärmt. Für manche Menschen ist eine Bio-Sauna mit deutlich niedrigeren Tempersturen besser geeignet. Die Haut wird in der Sauna durch die Wärme gut durchblutet und die Poren öffnen. Durch die intensive Schweißbildung werden viele Schadstoffe über die Haut einfach ausgeschwitzt. Ein Saunagang sollte nicht länger als 15 Minuten dauern. Aufgüsse mit ätherischen Ölen wirken belebend und wohltuend für die Bronchien. Nach dem Saunagang kalt duschen und soweit vorhanden ins Tauchbecken eintauchen. Anschließend dem Körper eine Ruhephase gönnen. In jeder Sauna gibt es einen Ruhebereich mit Liegen. Den Körper in der Ruhephase nicht auskühlen lassen und lieber gut zudecken. Reichlich Wasser oder Tee trinken, um den Flüssigkeitsverlust wieder auszugleichen. Regelmäßige Saunagänge stabilisieren das Immunsystem. Tiefe Entspannung lässt den Stress vergessen.

Kapitel 25: Wasser

Wasser, Salz und Brot befriedigen die Grundbedürfnisse des Menschen. Der Körper besteht zu 80 Prozent aus Wasser. Wasser ist das Urelement des Lebens. Unser Organismus braucht täglich mindestens zwei Liter Wasser, um alle Körperfunktionen aufrecht zu erhalten. Angefallene Schlacken und Schadstoffe werden mit Hilfe von Wasser gelöst, abtransportiert und ausgeschieden. Gutes Wasser ist das beste Entschlackungsmittel. Eine Fastenkur ohne reichlich Wasser ist praktisch sinnlos. In der Fastenzeit sollte eher mineralstoffarmes Mineralwasser oder gefiltertes Leitungswasser getrunken werden. Mineralwasser mit hohem Mineralstoffgehalt ist kaum noch in der Lage weitere Schadstoffbestandteile aus dem Körper aufzunehmen. Leitungswasser kann mit einem zusätzlichen Filtersystem aufgewertet werden. Oft trinken wir im Alltag zu wenig. Trinken bevor der Durst kommt, ist besonders wichtig. Wenn wir Durst verspüren sind unsere Zellen bereits zu wenig mit Wasser versorgt. An der Farbe des Urins ist sehr deutlich zu erkennen, ob wir bereits dehydriert sind. Wenn unsere Zellen gut mit Wasser versorgt sind, ist der Urin fast farblos, bei Dehydrierung dunkel gelb.

Kapitel 26: Heute wird gekocht

Christine war heute Mittag auf dem Markt und hat frisches Gemüse eingekauft. Schon der Anblick von dem frischen Gemüse lässt mein Herz höher schlagen. Ich esse unheimlich gern Gemüse und wusste gar nicht, wie intensiv Gemüse riechen kann. Am liebste würde ich mich jetzt auf das Gemüse stürzen und einfach in den frischen Kohlrabi oder eine Möhre bei-ßen.

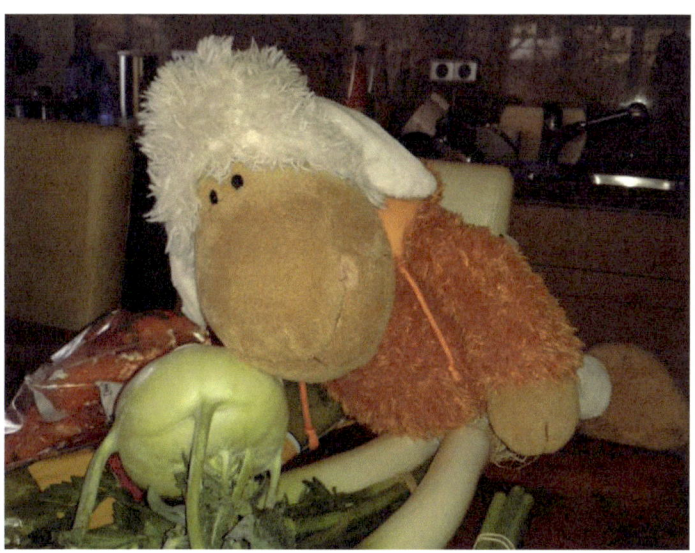

Kurze Zeit später ist das Gemüse gewaschen, geschnippelt und kocht in einem großen Topf auf dem Herd. Im ganzen Ferienhaus riecht es nun verführerisch nach Gemüsesuppe. Der Duft von Porree, Sellerie, Möhren, Kohlrabi und Kohl, lässt das Wasser in meinem Mund zusammen laufen. Voller Vorfreude versammeln sich alle am großen Esstisch und warten bis die Suppe endlich fertig ist. Ich kann nicht wiederstehen und muss schon mal in den Topf sehen. Mir steigt beim Umrühren der Duft in die Nase und ich kann es kaum abwarten endlich etwas davon zu essen.

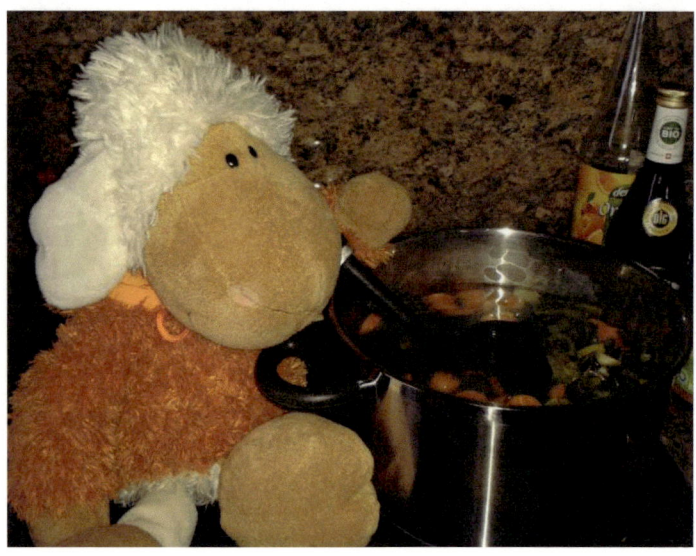

Dann bekommt endlich jeder eine Tasse voll frisch gekochter Gemüsebrühe. Nur die Brühe, das leckere Gemüse bleibt leider im Topf. Damit wir langsamer löffeln und sehr bewusst essen, gibt es nur kleine Teelöffel dazu. Ich betrachte skeptisch den winzigen Löffel. Als Christine dann noch sagt „Und jeden Löffel gut kauen" fange ich herzhaft zu lachen an. Kauen? Was soll ich denn hier kauen, hier ist doch nichts drin. Das schöne Gemüse liegt doch noch im Topf und wir dürfen es nicht essen. Mit dem tollen Geruch in der Nase nehme ich den ersten Löffel der Brühe. Meine Geschmacksnerven ziehen sich schlagartig zusammen. Iiiih, was ist das denn? Im ersten Moment kann ich nicht einmal sagen, woher meine Abneigung gegen diese Brühe kommt. Ich nehme verwirrt einen zweiten Löffel. Da ist es wieder, mich schüttelt es gleich noch einmal. Ich blicke entsetzt in die Runde. Allen anderen scheint es zu schmecken. Ich probiere noch ein drittes Mal und mich schüttelt es sofort wieder. Dann weiß ich es, in der Suppe ist Ingwer. Ich mag Ingwer als Tee nicht trinken und als Gewürz mag ich es auch nicht. Mir wird regelrecht schlecht davon. In einer Gemüsesuppe hat Ingwer aus meiner Sicht schon gar nichts zu suchen. Enttäuscht lege ich meinen Löffel beiseite. Die Suppe kann ich leider nicht essen. Der Duft von

Gemüse liegt immer noch in der Luft und ich bin enttäuscht. Ich hatte mich so auf die frische Brühe gefreut Die anderen löffeln langsam und genüsslich. Ich tauche in meine Gedankenwelt ab und träume nun von einer cremigen Tomatensuppe, gegrilltem Fisch mit Petersilienkartoffeln, Spargel mit brauner Butter und als Nachtisch Vanilleeis mit Himbeeren. In meiner Fantasie steht das Menü direkt vor mir und ich denke leidenschaftlich daran, wie es schmecken würde. Mit dem Gedanken an so ein tolles Essen, trinke ich nun einen grünen Tee. Warum wollte ich eigentlich fasten? Ich bin ein Genuss-Schaf und liebe gutes Essen.

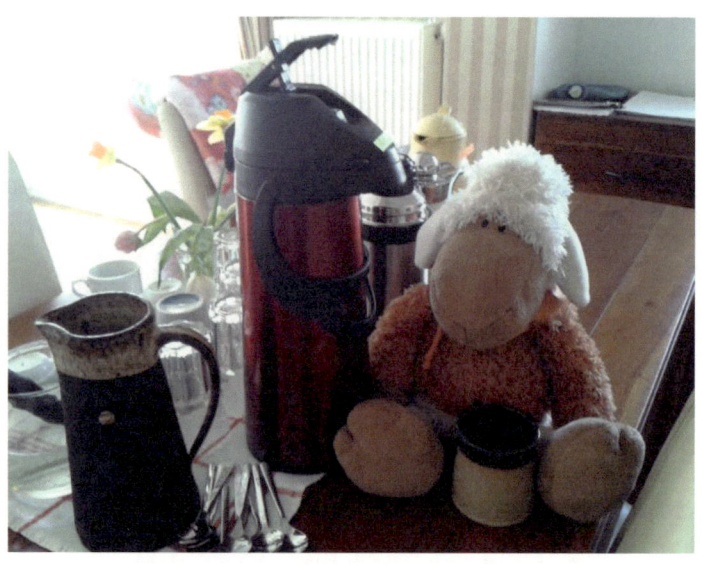

Kapitel 27: Entspannung mit Klang

Nun beginnt unser Abendprogramm. Heute machen wir eine Entspannungsübung mit tibetischen Klangschalen. Jeder breitet seine Decke auf dem Boden aus und legt sich bequem hin. Christine hat viele Klangschalen mitgebracht. Wir haben selber einige Klangschalen im Atelier, aber mich beeindruckt trotzdem die riesige Klangschale, in die man sich hineinstellen kann. So eine riesige Klangschale habe ich noch nie gesehen. Christine führt uns mit Worten in einen angenehmen Entspannungszustand. Der uralte Klang dieser tibetischen Klangschalen bringt mich wieder mit etwas sehr altem in meiner Seele in Kontakt. Das ist ein Klang der mich immer sofort entspannt und sehr tief berührt. Die Schwingungen, die sich im Raum ausbreiten entspannen meinen Körper und sorgen gleichzeitig für lebendige Leichtigkeit. Meine Zellen schwingen im Rhythmus des Lebens. Christine regt unsere Fantasie weiter mit Worten an. Wir sollen uns vorstellen, dass wir wie eine Muschel sanft von der Wasseroberfläche auf den Meeresboden sinken. Eine schwingende Reise in die eigene Stille. Es existiert nur noch dieser Klang, alle anderen Nebengeräusche verblassen. Meine eigene Fantasie zaubert sofort plasti-

sche Bilder. Ich sinke immer tiefer in einen angenehmen Entspannungszustand und erfreue mich an den
Farben des Meeres, die meine Fantasie für mich zaubert. Wie in einem tollen Traum sehe ich wundervolle
Korallen und bunte Fische. Das Panorama auf meinem
Meeresboden ist gigantisch. Ich fühle mich wie Arielle
die kleine Meerjungfrau. In dieser Entspannung ist es
für mich völlig normal, dass ich unter Wasser atmen
kann. Ich bin jetzt eine Meerjungfrau und meine
Schwanzflosse schillert in den Farben des Regenbo-
gens. Über meiner nackten Haut trage ich ein feinma-
schiges Fischernetz das mit vielen Muscheln und Perlen versehen ist. Mein goldenes Haar ist unglaublich
lang und breitet sich unter Wasser wie ein Fächer um
meinen Kopf aus. Meine ersten Schwimmversuche mit
dieser Schwanzflosse wirken noch etwas unsicher und
unbeholfen. Dann habe ich den Dreh raus und gleite
sanft durch das Wasser. Ich schwimme zielstrebig in
die eine Richtung und weiß gar nicht genau warum. In
meinem Ohr summt die Melodie der Klangschalen
und bringt mich immer tiefer in diesen wunderschönen Traum. Auf dem Meeresboden liegen riesige Muscheln, die sich vor mir öffnen und wunderschöne
große Perlen freigeben. Das sind die größten Perlen,
die ich je gesehen habe. Behutsam nehme ich eine von

diesen Perlen aus einer Muschel und halte sie wie einen Schatz in meinen Händen. Mich durchströmt ein Gefühl der Freude. Diese Perle sendet ein Signal in meinen Körper, das mich tiefe Dankbarkeit für das Leben und die Wunder der Natur empfinden lässt. Ich bedanke mich und schwimme mit meiner Perle in den Händen immer weiter. Ich schwimme an einem alten Schiffswrack und wunderschönen Korallen vorbei. Dann sehe ich es. In der Ferne taucht ein Schloss auf dem Meeresboden auf. Mein Herz klopft vor Freude. Das ist mein Reich, hier bin ich zu Hause. Je näher ich komme, umso größer wird das Gefühl des nach Hause kommen. Mein Schloss hat viele kleine und große Türmchen. Direkt vor mir ist eine runde Tür, die sich automatisch öffnet, als ich direkt darauf zu schwimme. Sie gibt den Blick frei in einen prunkvollen Saal. Der Boden ist schneeweiß und mit unendlich vielen Muscheln ausgelegt. An den Wänden funkeln bunte Edelsteine, wie ein Relief. In meinem Schloss leuchtet ein seltsames grünliches Licht. An den Wänden hängen Kerzenleuchter. Statt Kerzen stehen darauf kleine Flaschen mit einer grünlich leuchtenden Flüssigkeit, die den Saal erhellen. Vor mir tanzen viele bunte Fische und kleine Seepferdchen. Es sieht aus wie ein Meeresballett. Der Rhythmus der Klangschalen lässt mich mitschwingen, so dass mein ganzer Körper bebt. Der Klang der sich in mir ausbreitet lässt meine Haut vor Erregung kribbeln. Ich kenne diesen Klang und die Melodie schon mein ganzes Leben. Alles in mir schwingt. Ich treibe wie schwerelos im Wasser und fühle mich frei und lebendig. Dann wird diese Melodie in meinem Kopf leiser und verstummt langsam. Ich halte die Luft an und lausche angestrengt. Plötzlich berührt mich jemand sanft an der Schulter und ich höre die Worte „Willi du musst langsam wieder wach werden.... Geht es dir gut?" Ich öffne meine Augen und habe Mühe mich zu orientieren. Das Meer und mein Schloss sind verschwunden. Mir wird langsam wieder bewusst, dass war nur eine Klangschalenent-spannung. Ich bin so tief entspannt, das mein Kreislauf nur noch auf Sparflamme läuft. Es kostet etwas Mühe mich wieder hoch zu rappeln. Am liebsten würde ich jetzt liegenbleiben und weiterträumen. Wir haben jetzt die Möglichkeit die verschiedenen Klangschalen aus-zuprobieren. Ich habe selber Klangschalen und weiß wie man sie anwendet. Mich fasziniert trotzdem die große Klangschale. Ich habe noch nie direkt in so einer großen Klangschale gestanden. Als Christine diese Schale nun anschlägt, stehe ich unmittelbar in einer Klangsäule. Das ist unbeschreiblich.

Kapitel 28: Zeit nur für mich

Ein neuer Tag hat begonnen und heute ist nun schon Freitag. Die Fastenwoche ist fast zu Ende. Nach dem gemeinsamen Bad im Meer brauche ich mal Zeit nur für mich. Ich laufe alleine am Strand entlang, lausche dem Wellenrauschen und lasse die Seele einfach baumeln. Das Wetter ist heute traumhaft schön. Der Himmel ist blau, die Sonne scheint, es ist warm und fast windstill. Einfach ein traumhafter Tag. Nach zwei Stunden flottem Strandmarsch, brauche ich eine Pause. Die Sonne hat heute unglaubliche Kraft. Ich breite meine Decke aus und lege mich für eine Weile in die Sonne. Am Himmel über mir ziehen kleine weiße Wolken, die wie kleine Schäfchen aussehen. Im Ohr habe ich das Meeresrauschen und ich genieße das Gefühl, einfach mal nichts zu tun. Die Einsamkeit hier am Strand tut mir gut. Kein Lärm, keine Hektik und keine überflüssigen Reize. Natur pur. Es ist einfach nur schön hier. Ich denke an meine Familie zu Hause und ein wenig Heimweh stellt sich ein. Über mir fliegt ein Möwenpärchen und lenkt meine Aufmerksamkeit wieder auf die schöne Natur. Ich blicke auf das Meer hinaus und genieße das Wellenrauschen. Nach fast einer Stunde trete ich den Rückweg an.

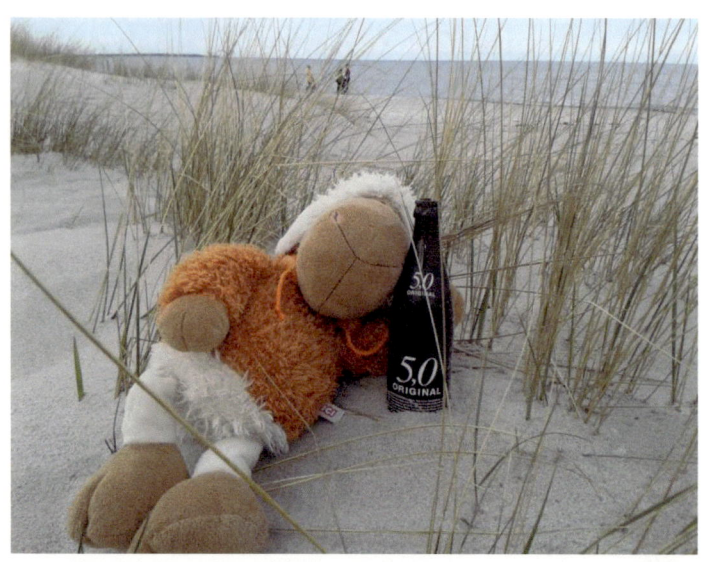

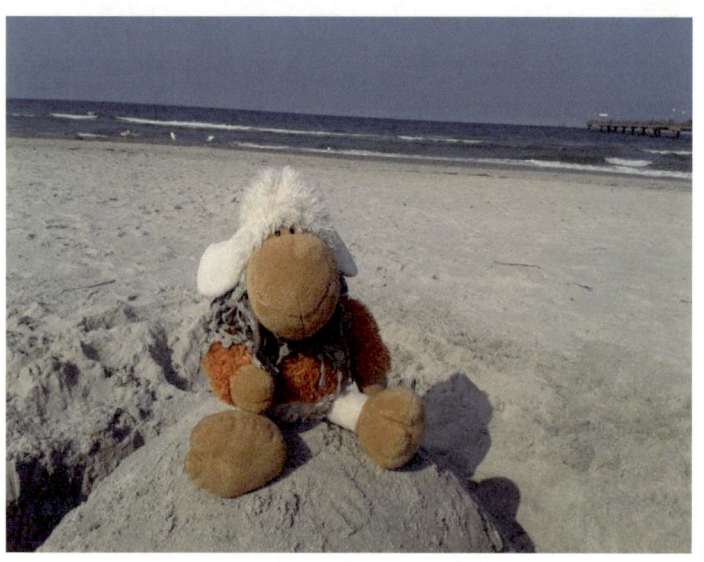

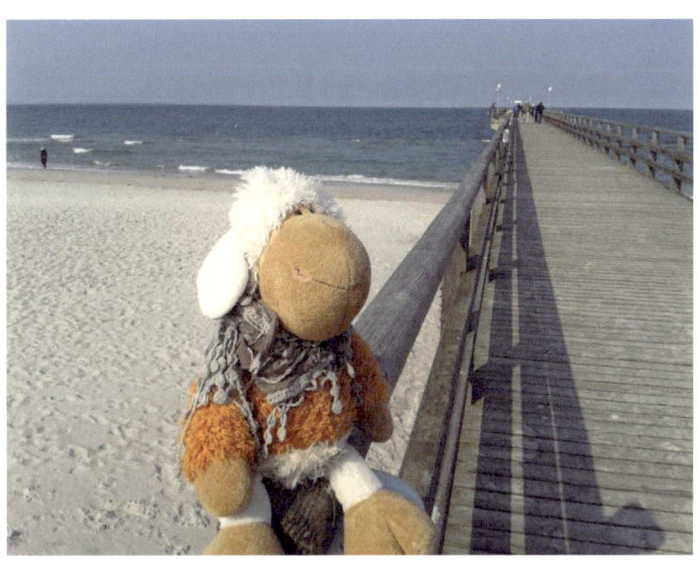

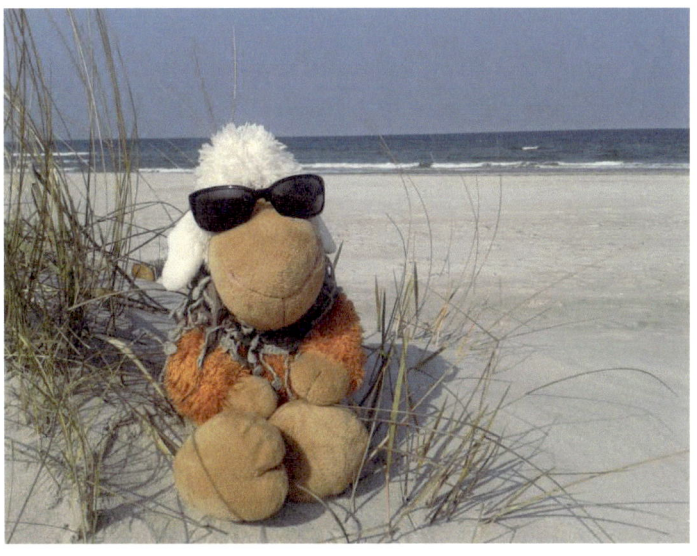

Kapitel 29: In der Teestube

Christine hat heute Plätze in einer Teestube für uns bestellt. Sie will uns zeigen, dass wir stark sind und der Versuchung widerstehen können. Wir werden ja sehen was passiert. Die kleine Teestube hat den schönen Namen „Teeschale". Wir machen einen Spaziergang durch den Ort und haben unser Ziel bald erreicht.

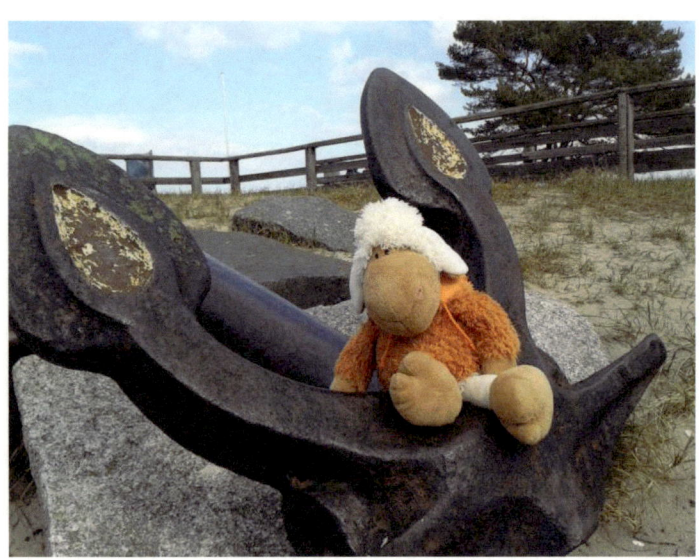

Dieses kleine alte Reed gedeckte Haus sieht von außen schon sehr behaglich aus. Innen gibt es einen gemütlichen Gastraum mit etwa 10 Tischen. Alte Holztische, verschiedene alte Stühle, schöne Keramik auf den Tischen und im Fenster, machen den besonderen Charme dieser Teestube aus. Kleine Sprossenfenster geben den Blick frei in den angrenzenden Gartenbereich. Selbst hier sind einige Tische belegt. Mir wird auch schnell klar, warum Christine Plätze für uns bestellt hat. Selbst im März ist es hier unheimlich voll. Es riecht verführerisch nach verschiedenen Teesorten und ich fühle mich hier sofort wohl. Wir nehmen alle an unseren bestellten Tischen Platz und studieren erst einmal die Karte. Es ist der blanke Wahnsinn, eine Karte mit so vielen verschiedenen Teesorten? Wer soll sich den da noch spontan entscheiden. Es ist wirklich erstaunlich, wie viele verschieden Teesorten es gibt. Ich bin fast 10 Minuten nur mit Lesen beschäftigt, bevor ich mich entscheiden kann. Meine Wahl fällt auf einen Honeybuschtee mit schwarzen Johannesbeeren. Jeder an unserem Tisch bestellt sich einen anderen Tee. Gewürztee, Schwarzer Tee mit Vanille, Grüner Tee mit Orange, weißer Tee, Rooibostee mit Schokolade und vieles mehr. Einige Zeit später serviert die Kellnerin für jeden eine kleine Teeschale und ein

Kännchen mit Tee. Es gibt sogar Honig und Sahne dazu. Zu jedem Tee gibt es die Information, wie lange er ziehen muss. Das Geschirr in dem der Tee serviert wird, ist total schön. Die hellgraue Keramik ist mit blaugrauem Muster dezent verziert. Das passt sehr gut zu dem Ambiente hier. Jetzt weiß ich auch, wo der Name „Teeschale" herkommt. Mein Tee muss 8 Minuten ziehen und ich warte geduldig. Dann gieße ich etwas Tee in die kleine Teeschale und probiere den ersten Schluck. Lecker! Ich gönne mir noch einen Teelöffel Honig, den ich mir lieber pur in den Mund schiebe. Das ist ein absoluter Genuss. Der Honig zerläuft ganz langsam in meinem Mund und entfaltet sein volles Aroma. Dann landet meine Aufmerksamkeit plötzlich bei der Kellnerin. Sie hat ein großes Tablett in der Hand auf dem riesige Tortenstücke stehen. Kuchen, in dieser Größe, das ist der Hammer! Wie ein hypnotisiertes Kaninchen starre ich auf den Kuchen. Ich erblicke Apfeltorte, Kirschtorte, Mohntorte und Quarktorte mit Mandarinen mit je zwei Kugeln Sahne. Ich kann gar nichts dagegen tun, mein Blick folgt automatisch dem Kuchen. Ich verrenke mir förmlich den Hals, als der Kuchen am Nachbartisch schräg hinter mir serviert wird. Der Kuchen sieht unglaublich lecker aus und ich kann den Blick einfach nicht abwenden. Mein Magen beginnt laut zu knurren und mir läuft das Wasser im Mund zusammen. Wie hypnotisiert starre ich immer noch den Kuchen an. In meinem Kopf kreist nur der eine Gedanke. Kuchen! Mundraub soll ja angeblich nicht strafbar sein. Zählt das unter Mundraub, wenn ich zum Nachbartisch stürze und mich durch ein fremdes Stück Kuchen fresse? Ich stelle es mir gerade bildlich vor und grinse dabei. Die Familie am Nachbartisch fühlt sich langsam beobachtet, denn Alle an unserem Tisch blicken auf die leckeren Tortenstücke. Meine gute Erziehung hindert mich daran, die Idee mit dem Mundraub in die Tat umzusetzen. Wenn ich wollte, könnte ich mir ja auch Kuchen bestellen, aber will ich wirklich? Sonst esse ich doch auch nur selten Kuchen, weil ich lieber herzhafte Sachen mag. Nein ich bin stark und wiederstehe der Versuchung! Ich wende den Blick mühevoll ab, um nicht unhöflich zu wirken. Demonstrativ blicke ich zur anderen Seite. Das macht es aber auch nicht viel besser. Mein Blick landet auf einer Speisentafel an der Wand. Ich lese Salat mit Ziegenfrischkäse, Tomate mit Mozzarella und Blätterteig mit Fetakäse gefüllt. Genervt verdrehe ich die Augen. Das klingt auch alles sehr lecker!!!! Im Moment könnte ich mich quer durch alles fressen, Hauptsache es ist genug davon da. Essen! Essen! Essen! Ich habe ja keinen Hunger, aber unglaubliche Appetit auf alles. Die Versuchung ist so groß und mein Magen knurrt gleich laut. In meinem Kopf kreist dann plötzlich wieder das Wort Fasten. Fasten! Ja ich bin stark! Ich konzentriere mich wieder auf meine Teeschale. Der Tee schmeckt wirklich gut. Ab und an schiele ich noch mal sehnsüchtig an die Nachbartische zu dem herrlichen Kuchen. Der Blick in unsere Teerunde beruhigt mich. Den anderen fällt der Verzicht genauso schwer wie mir. Unser Tee ist alle und bevor wir doch noch in Versuchung kommen, bezahlen wir lieber und gehen. Wir machen noch einen Spaziergang durch den Ort bis zur Seebrücke.

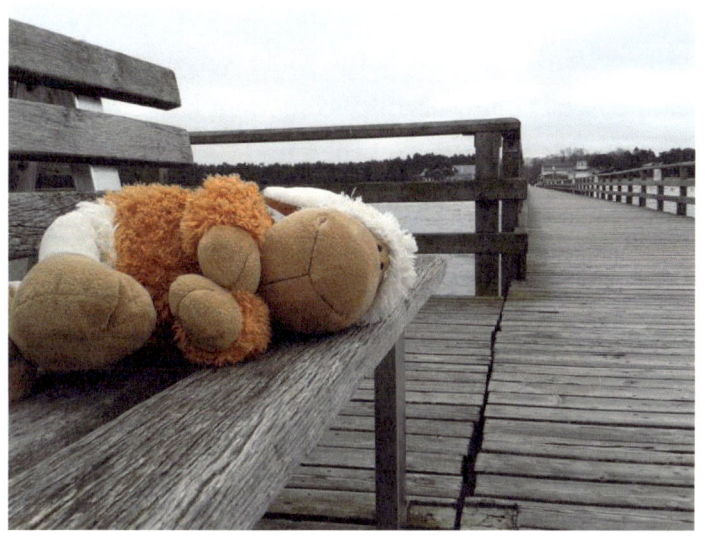

Auf dem Weg zurück zum Ferienhaus denke ich an die Fastensuppe. Christine hat heute Mittag wieder frisches Gemüse eingekauft, die Suppe schon vorbereitet und gekocht. Wir kommen zurück ins Ferienhaus und es riecht wieder verführerisch nach Gemüsesuppe. Angeblich ist heute nur ganz wenig Ingwer in der Suppe. Ich hoffe man schmeckt es nicht. Wir versammeln uns am großen Esstisch und jeder bekommt eine Tasse Gemüsebrühe. Den tollen Geruch in der Nase, nehme ich vorsichtig den ersten Löffel der Brühe und koste. Juhu kein Ingwergeschmack. Diese frische Gemüsebrühe in meinem Mund ist ein wahres Geschmackserlebnis. Ich hatte völlig vergessen, wie lecker frische Gemüsebrühe schmecken kann. Löffel für Löffel genieße ich diese Brühe und der Kuchen in der Teestube ist vergessen. Dann beginnt unser Abendprogramm. Christine erzählt uns viel über gesundes Wasser, gesunde Nahrungsmittel, wertvolle Öle, Wildkräuter und grüne Smoothies.

Kapitel 30: Grüne Smoothies

Ein grüner Smoothies ist eine gesunde Mini-Mahlzeit aus dem Mixer. Er wird im Mixer aus Pflanzengrün, Früchten und Wasser hergestellt. Grüne Blätter verfügen über eine sehr hohe Nährstoffdichte und haben dadurch oft einen herben und bitteren Geschmack. Außerdem müssten sie sehr gründlich gekaut werden, damit Magen und Darm die Bestandteile aufnehmen können. Meist hält uns das davon ab, Pflanzengrün zu essen. Bei einem grünen Smoothies wird der bittere Geschmack des Pflanzengrüns durch süße Früchte ausgeglichen. Der Mixer nimmt uns den Kauvorgang ab und die Zellwände der Bestandteile werden schon so aufgeschlossen, dass der Körper die wertvollen Inhaltsstoffe optimal aufnehmen kann. Die Rohkost wird dabei sozusagen vorverdaut. Die Herstellung eines grünen Smoothies ist kinderleicht und dauert mit Abwasch nur wenige Minuten. Sie füllen den Mixbehälter je zur Hälfte mit grünen Blättern von Salat, Kohl, Spinat, Wildkräutern und Früchten nach Wahl und gießen Wasser nach Bedarf dazu. Ein paar Minuten mixen bis der Inhalt sämig und cremig ist. Das Besondere an grünen Smoothies ist, jeder kann ihn herstellen, wie er ihn gern mag. Die ganze Vielfallt von

Salaten, Gartenkräutern, Wildkräutern, verschiedene Kohlsorten, Spinat, Mangold, Blätter von Wurzelgemüse, sogar Blätter von Bäumen und Sträuchern können verwendet werden. Auch bei den Früchten ist eine breite Palette vorhanden. Bananen, Äpfel, Birnen, Melone, Ananas, Nektarine, Kiwi, Weintrauben, Mango, Papaya, Pflaumen und Orangen bieten eine große Auswahl. Früchte wie Erdbeeren, Heidelbeeren, Johannesbeeren, Kirschen und Himbeeren schmecken auch sehr gut, machen den grünen Smoothies aber braun. Der grüne Smoothies ist ein Zaubertrank, der für die ganze Familie geeignet ist. Er oxidiert nicht und ist gekühlt bis zu drei Tagen haltbar. Er eignet sich als gesundes Frühstück oder als Zwischenmahlzeit für unterwegs. Dieser Smoothies versorgt den Körper mit einer Fülle von Vitaminen, Mineralstoffen, Aminosäuren, Spurenelementen und Antioxidanzien und hält dadurch körperlich und geistig fit. Schon als Frühstück genossen ist er der perfekte Start in den Tag. Verwenden sie frisches Blattgemüse und reife Früchte möglichst in Bioqualität. Probieren sie Chinakohl mit Birnen und Sprossen, Avocado mit Orange und Feldsalat, Mango und Spinat, Feldsalat mit Himbeeren oder Birne, Kaki, Banane und Feldsalat oder Erdbeere und Spinat. Der Fantasie sind keine Grenzen gesetzt. Probieren sie aus, was ihnen gut schmeckt. Wichtig ist nur das Mischungsverhältnis von 50% Grünzeug und 50% Obst. Im Prinzip funktioniert jeder Haushaltsmixer, aber je mehr Leistung der Mixer hat, umso cremiger wird der Smoothies. Hochleistungsmixer haben ca 30000 U/min und zaubern unglaublich cremige Smoothies. Leider sind sie auch sehr teuer und für den Anfang genügt wirklich ein simpler Haushaltsmixer.

Kapitel 31: Traum in der Wüste

Mein Traum beginnt heute mit einem gleichmäßigen Schaukeln, das mich sanft immer vor und zurück wiegt. Bewusst nehme ich meine Umgebung war. Ich sitze auf einem Kamel und folge einer Karawane durch die Wüste. Am Himmel ist nicht eine Wolke zu sehen und die Luft flimmert vor Hitze. Die Sonne brennt heiß und mir läuft der Schweiß über den Rücken. Ich blicke an mir hinab. Bekleidet bin ich mit einem türkisfarbenen Kaftan. Über meinem Kaftan trage ich eine mit Perlen bestickte beigefarbene Weste. Meine Füße stecken in weichen Lederschuhen. Um meinen Kopf ist ein dunkelgrünes Leinentuch geschlagen, das mir bis tief in die Stirn reicht. Unsere Wasservorräte sind alle und ich habe tierischen Durst. Mein Mund ist so trocken, das meine Zunge schwer am Gaumen klebt. Die Lippen sind von der heißen Wüstensonne verbrannt und aufgeplatzt. Das Blut ist auf meinen Lippen angetrocknet und bildet eine dicke Kruste, die bei jeder Bewegung wieder aufplatzt. Meine steifen Glieder schmerzen bei jeder Bewegung und ich habe von einen Sturz Schürfwunden an den Armen und im Gesicht. Mein Kamel ist schwer beladen und-trottet mit gleichmäßigen Schritten den anderen hinterher. Die Sonne brennt erbarmungslos von einem wolkenlosen Himmel und die Hitze ist unerträglich. Der Sand flimmert vor Hitze und das Atmen fällt mir schwer. Soweit das Auge sehen kann, Sand, Sand und nichts als Sand. Ein warmer Wüstenwind bläst mir aufgewirbelte Sandkörnchen in das schmerzende Gesicht. Es fühlt sich an, als ob jemand mit Sandpapier über meine Wangen streicht. Ich ziehe mein Tuch über Nase und Mund und denke sehnsüchtig an eine schattige Oase mit kühlem klarem Wasser. Meine Kraftreserven sind erschöpft und ich habe Mühe mich aufrecht auf meinem Kamel zu halten. Die Karawane schleppt sich immer weiter über die Dünen und hinterlässt eine dicke Spur im Sand. Die Kamele sind schwer mit Gewürzen beladen und schwanken unter ihrer Last. Vor mir trotten neun Kamele schwankend durch den Sand. In einem Sandsturm sind wir von unserer normalen Reiseroute abgekommen und irren nun durch die Wüste. Wasser, wir brauchen dringend Wasser. Wenn wir nicht bald eine Oase finden, werden wir nicht mehr lange überleben. Mein Kamel wird immer langsamer und der Abstand zu den anderen immer größer. Jalla, Jalla, Jalla rufe ich laut und treibe mein Kamel mit den Füßen an. Das funktioniert und mein Kamel trabt gleich wieder schneller. Auf den plötzlichen Richtungswechsel bin ich allerdings nicht vorbereitet. Durch den Ruck verliere ich fast mein Gleichgewicht und kralle mich in letzter Sekunde im Fell fest. Mein Kamel rennt rechts eine Düne hoch. Hierbei werde ich so kräftig durchgeschüttelt, dass mein ganzer Körper schmerzt. Völlig verdattert blicke ich zurück, der Karawane hinterher. Verzweifelt greife ich nach den Zügeln und versuche mein Kamel zum Umkehren zu bewegen. Mein Kamel Kanju ist sonst ein sehr ausgeglichenes und treues Kamel. Heute ignoriert es stur meine Umkehrversuche. Hilflos sitze ich auf dem Kamel und werde durch sein Rennen immer noch durchgeschüttelt. Meine Kehle ist so ausgedorrt, dass ich nicht einmal richtig laut schreien kann. Der seltsame krächzende Ton meiner Stimme, dringt nicht mehr bis zur Karawane vor. Keiner bemerkt, dass ich ihnen nicht mehr folge. Wie von Sinnen zerre ich an den Zügeln und Panik breitet sich in mir aus. In meinem Kopf hämmert nur der eine Gedanke. „Ich muss den anderen folgen, sonst sterbe ich alleine in der Wüste." Unbeirrt von meinem Gezappel trabt Kanju immer weiter von den anderen weg. Die Karawane verschwindet hinter der nächsten Düne aus meinem Sichtfeld. Zu sehen sind nur noch ihre Spuren im Sand. Das Gefühl der Verzweiflung, Einsamkeit und Todesangst macht sich in mir breit. Eine Panikattacke lässt mein Herz rasen und meinen Atem stocken. Tränen laufen mir über die Wange und ich habe keine Ahnung, was ich tun soll. Hilflos ergebe ich mich dann in mein Schicksal. Mein Kamel trabt jetzt langsam immer weiter durch die Wüste. Ich kralle mich einfach nur an seinem Hals fest. Das gleichmäßige Wiegen lässt meine Gedanken zur Ruhe kommen. Mir ist alles egal und ich nehme nichts mehr bewusst war. Stunden später tauchen am Horizont die ersten Felsen eines Gebirges auf. Hinter einem Nebelschleier ist rötliches Gestein zu sehen. Ich halte das für eine Sinnestäuschung und döse weiter vor mich hin. Bewusst nehme ich diese Felsen erst wieder wahr, als mein Kamel direkt davor anhält. Unmittelbar vor mir baut sich eine riesige Wand aus Felsen auf. Mein Blick fällt auf einen kleinen Spalt, durch den ein Pfad führt. Der Spalt ist so schmal, dass mein Kamel auf keinen Fall hindurch passen wird. Kanju scheint es zu wissen und legt sich auf den Boden, damit ich absteigen kann. Ich steige ab und gehe neugierig auf den Spalt zu. Unsicher setze ich den ersten Fuß durch den Spalt. Ich passe gerade so hindurch. Ich blicke mich noch einmal zu Kanju um, dann folge ich mutig dem schmalen Pfad. Der Pfad führt zwischen den riesigen Felsen hindurch und ein Gefühl der Platzangst erschwert mir das Atmen. Ich blicke nach oben und kann nur noch ein kleines Stück Himmel sehen. Jetzt erst bemerke ich, dass der Schatten meinen Körper angenehm kühlt. Immer weiter laufe ich durch die schmale Schlucht. Aus weiter Ferne höre ich ein gleichmäßiges Rauschen und Plätschern. Das kann nur Wasser sein. Meine Schritte werden immer schneller. Wasser! In meinem Kopf hämmert nur noch der eine Gedanke. Wasser! Dann endet die Schlucht. Ich trete aus den Felsen und die plötzliche Helligkeit blendet so unglaublich, dass ich die Augen zusammen kneifen muss. Ich halte die Hand über die Augen, damit ich besser sehen kann. Ich bin völlig fasziniert und kann nicht glauben, was ich sehe. Das satte Grün in Verbindung mit hellem Sonnenlicht lässt mich nur staunen. Blinzelnd betrachte ich die traumhaft schöne Oase. Ein riesiger Wasserfall fällt mit Getöse von einem Felsen und sammelt sich in einem kleinen See. Rings herum stehen Palmen, Sträucher und bunte Blumen. Saftiges Gras, hellgrünes Farn und weiches Moos breiten sich wie ein Teppich aus. Wahrscheinlich bin ich bereits tot und im Paradies gelandet. Oder ich bin von der Hitze im Delirium und träume nur. Ich gehe wie hypnotisiert an den Rand des kleinen Sees und schöpfe mir mit den Händen gierig Wasser in meinen Mund. Das kühle Wasser läuft meine trockene Kehle hinab. Gierig schlinge ich immer mehr Wasser in mich hinein. Dann lasse ich mich einfach ins Wasser fallen. Wie schwerlos treibe ich auf der kühlen Wasserfläche des Sees. Ich kann nicht genau erklären, was dieses Wasser mit meinem Körper macht. Das Wasser ist warm und gleichzeitig auch kühl. Mein Körper wird von einem Kribbeln und Pulsieren durchströmt. Ein leichtes Zittern macht mir eine Gänsehaut und ich kann ganz deutlich fühlen, wie das Wasser in jede Zelle meines Körpers fließt. Ich betrachte völlig fasziniert die Schürfwunden auf meinen Armen und kann zusehen wie sie sich langsam schließen. Die Haut ist wieder glatt und samt weich. Auch meine aufgeplatzten Lippen werden wieder zart und weich. Die Schmerzen in meinem Körper verschwinden und die Lebensgeister kehren umgehend zurück. Ich fühle mich wie neu geboren und voller neuer Energie. Jetzt lasse ich die Schönheit der Oase noch einmal auf mich wirken. Es ist hier wirklich wie im Paradies. Verträumt blicke ich auf die Wasserfläche des kleinen Sees. Ein seltsamer Schatten bewegt sich im Wasser neben mir. Meine Fantasie ist sofort aktiv und für mich sieht der Schatten aus, wie das Spiegelbild eines Engels.

Mit einem Gefühl der Freude und Erleichterung öffne ich meine Augen. Draußen ist es schon hell und die ersten Sonnenstrahlen scheinen durch die Vorhänge. Mir geht es richtig gut. Ich verspüre Durst und greife nach meiner Wasserflasche neben dem Bett. Ich denke noch einmal an meinen Traum in der Wüste und trinke gierig den ersten Schluck Wasser. Wasser bedeutet Leben.

Kapitel 32: Sonnabend

Der letzte Tag war wunderbar sonnig und warm. Das tägliche Baden im Meer, ein langer Strandspaziergang und eine Massage waren die Höhepunkte meines Tages. Ich bin schon ganz aufgeregt. Morgen ist es soweit, wir dürfen das Fasten mit einem Apfel brechen und wieder essen. Anschließend fahren wir nach Hause. Ich habe Heimweh und freue mich unglaublich auf meine Familie. Christine gibt uns heute in ihrem Abendprogramm Hinweise zum Fastenbrechen. Noch wichtiger als das Fasten, sind eigentlich die Aufbautage danach. Durch die lange Nahrungspause muss der Körper erst wieder lernen Verdauungssäfte zu produzieren. Wenn man gleich nach dem Fasten zu üppige und schwerverdauliche Nahrungsmittel zu sich nimmt, kann der Körper mit schweren Bauchkrämpfen reagieren. Christine hat viele tolle Vorschläge gemacht, was wir in der ersten Woche nach dem Fasten essen dürfen. Es gibt viele interessante Informationen zu Lebensmitteln, Ölen und gesunden Fetten. Es werden Rezepte ausgetauscht und unsere Gedanken kreisen jetzt nur noch um das Essen. Voller Vorfreude denke ich an einige der Rezepte und erstelle mir einen eigenen Speiseplan für die nächste Woche.

Kapitel 33: Speiseplan

Tag 1

Morgens : Tee

Mittags: Fastenbrechen mit einem Apfel

Abends: pürierte Möhrensuppe

Tag 2

Morgens: 3 Esslöffel basischer Frühstücksbrei, vier am Abend vorher eingeweichte Backpflaumen, ein halber Apfel und zwei Esslöffel Leinöl

Mittags: 100 g Kräuterquark mit einem halben Apfel, Leinöl, 2 Scheiben Knäckebrot

Abend: gedünstete Möhren mit Petersilie

Tag 3

Morgens: Frühstücksbrei mit Apfel, Banane und Backpflaumen, Leinöl

Mittags: gedünstetes Gemüse aus Möhren, Kohlrabi

Abends: Spargel mit Butter, ein Joghurt mit Erdbeeren

Tag 4

Morgens: Knäckebrot mit Quark, Gurke und Apfel

Mittag: Sauerkrautsalat mit Apfel und Backpflaume

Abends: Süßkartoffel mit Spinat und Ei

Tag 5

Morgens: Frühstücksbrei mit Erdbeeren

Mittags: Süßkartoffel mit Spinat, Blattsalat

Abends: Dinkelbrot, eingelegter Bauernkäse, Möhren-salat mit Apfel

Tag 6

Morgens: Dinkelbrot mit Kräuterquark und Tomate

Mittags: Knäckebrot mit Avocado und Apfel

Abends: Gurkensalat, Kartoffel und Quark

Tag 7

Morgens: 1 Dinkelbrötchen, Ei, Gurke, Quark,

Mittags: Tomatensuppe

Abends: Paprikagemüse, Süßkartoffel

Tag 8

Morgens: Dinkelbrötchen mit gebratenem Ei und Tomaten

Mittags: grüner Smoothies mit Feldsalat, Petersilie, Banane und Apfel

Abends: Knoblauchbrot, Quark, Salatröllchen mit Kokosöl, Honig und Wildkräutern gefüllt.

Kapitel 34: Rezepte

Vegetarische Burger

Eine halbe Tasse Quinoa 15 Minuten köcheln und quellen lassen. Zwiebeln und geraspelte Möhren kurz anbraten und unter die Masse geben und Gewürze, Salz, Pfeffer, Schabziger Klee hinzufügen. Kleine Klöße formen und in Kokosfett knusprig braten.

Ein Dinkelbrötchen halbieren mit Salatblatt, Gurke und Tomate belegen und mit den Klößen darauf anrichten. Dazu schmeckt Kräuterquark.

Linsen Burger

Linsen am Vortag kochen und kalt stellen.

Zwiebeln anbraten, mit Ei und Linsen vermischen und Gewürze, Salz, Pfeffer, Curry hinzugeben.

Kleine Klöße formen und in heißem Kokosfett braten.

Auf einem Teller mit Salatblatt, Gurkensalat und Quark anrichten. Dazu schmeckt Knoblauchbrot.

Pflanzliches Schmalz

2 Stück Palmfett,2 Äpfel, 2 große Zwiebeln, Lorbeer-blatt, Piment und Wacholderbeeren

Alles im Topf aufkochen bis Äpfel und Zwiebeln braun werden. Die Masse abkühlen lassen, bis sie nur noch lauwarm ist. Nun ein halbes Glas Kokosöl und eine viertel Flasche Leinöl vorsichtig unterrühren. In Gläser abfüllen und kalt stellen.

Sauerkrautsuppe

500 g Sauerkraut, die Hälfte davon mit Wacholder-beeren, Kümmel, Kukuma, Bohnenkraut und Basenkräutern dünsten und mit Gemüsebrühe auffül-len. Möhren und Kartoffeln extra kochen und zur Suppe geben. Zum Schluss das restliche rohe Sauer-kraut untermischen und nicht mehr aufkochen. Mit Leinöl und frischen Wildkräutern servieren. Dazu schmeckt geröstetes Schwarzbrot.

Gewürzquark

500 g Magerquark, Leinöl, 1 Apfel, Lauchzwiebeln, gehackte Petersilie, Dill und Wildkräuter mischen und mit Salz, Pfeffer und einem Teelöffel Honig würzen.

Pürierte Gemüsesuppe

Möhren, Kohlrabi, Sellerie, Lauch, Süßkartoffel, Blumenkohl mit Gemüsebrühe weich kochen mit Salz, Pfeffer, Curry und Kukuma würzen. Die Suppe cremig pürieren. Mit gehackten Nüssen, Trockenfrüchten, Apfel, Bananenstückchen, frischen Wildkräutern oder Petersilie auf der Suppe anrichten.

Eingelegter Bauerkäse

3 Stangen kleine Harzer Bauerkäsescheiben, Lorbeerblatt, Piment, Wacholderbeeren, Pfeffer, 1 große Zwiebel in Ringe schneiden, 10 Backpflaumen

Alles in einen kleinen Steintopf schichten und mit Kürbiskernöl, Olivenöl oder Nussöl auffüllen. Etwa drei Tage ziehen lassen. Schmeckt zu Schwarzbrot oder Pellkartoffeln.

Gebratener Krautsalat

500 g Krautsalat, den Saft abgießen und mit mageren Schinkenwürfeln in einer Pfanne unter ständigem rühren goldbraun anbraten. Etwas Gemüsebrühe auffüllen und köcheln lassen bis das Kraut weich ist. Schmeckt hervorragend zu Kartoffelbrei

Salat oder Kohlröllchen

Ein Salat- oder Kohlblatt mit Kokosöl bestreichen. Fein gehackte Wildkräuter, Apfelstücke und etwas Honig darauf verteilen. Bei Bedarf mit Pfeffer oder Chili würzen und die Blätter wie eine Roulade aufwickeln.

Pflanzlicher Brotaufstrich

Geräucherter Tofu, 1Apfel, Zwiebel, 1 Dose rote Bohnen, Basilikum, Salz und Pfeffer pürieren. Dieser Brotaufstrich schmeckt hervorragend auf Schwarzbrot

Kapitel 35: Eiweiße

Eiweißstoffe (Proteine) sind die Grundbausteine des Lebens. Alle Fleischsorten wie Rind, Schwein, Lamm oder Geflügel liefern hochwertiges Protein. Den Eiweißbedarf kann man auch durch pflanzliche Nahrung decken. Die Entscheidung, ob man Fleisch essen möchte, obliegt jedem selbst. In der heutigen Zeit werden in der Massentierhaltung die Tiere in sehr lebensunwürdigen Bedingungen gehalten. Sie werden mit Pestiziden, Hormonen und Antibiotika gefüttert. Durch lebensunwürdige Haltung und Schlachtung gehen die Stresshormone und negativen Energien in das Fleisch über und werden von uns Menschen mit gegessen. Das hat auch Auswirkungen auf unseren Organismus. Mir haben bereits viele Fleischskandale und Berichte aus der Massentierhaltung die Freude am Fleischkonsum verleidet. Ich esse nur noch selten Fleisch und achte beim Kauf auf Bio-Produkte. Eiweiß ist ein wichtiger Lebensbaustein. Eine dauerhafte Unterversorgung mit Eiweiß kann zu Verlust von Muskelmasse, schneller Ermüdung, Wasseransammlung im Gewebe und verminderter Leistung des Immunsystems führen. Aber auch ein Zuviel an Eiweiß ist bedenklich. Eiweiß ist der am schwersten zu verdauende

Grundbaustoff unserer Nahrung. Es wird vom Körper mühsam in Einzelbausteine aufgeschlossen und über den Harnstoff wieder ausgeschieden. Unser Körper kann die Eiweißberge, die wir manchmal zu uns nehmen gar nicht verarbeiten und beginnt unverarbeitete Reste abzulagern. Durch die zu große Aufnahme von Eiweiß steigt der Harnsäurespiegel drastisch an. Die Nieren werden stark belastet, weil die Stoffwechselprodukte ausgeschieden werden müssen. Krankheiten wie Arthritis, Rheuma oder Gicht beginnen mit den Ablagerungen von Eiweiß in den Gefäßinnenwänden. Obwohl der Mensch ein Allesfresser ist, muss er nicht bedingungslos alles in sich hineinstopfen. Die Entscheidung zur Lebensmittelauswahl und ausgewogenen gesunden Ernährung obliegt jedem selbst. Es lohnt sich auf jeden Fall, sich mit gesunder Ernährung auseinander zu setzten und weiterführende Literatur zu lesen.

Kapitel 36: Säure und Basen

Säuren sind im Körper notwendig für die Energiege-winnung. Nehmen sie allerdings Überhand können sie über die Nieren und Darm nicht mehr ausgeschieden werden und übersäuern den Körper. Auch jede Art von Stress. Lärm, Schlafmangel, Elektrosmok, Medi-kamente und akute Krankheiten bewirken einen Säu-reüberschuss im Körper. Die gefährlichste Folge der Übersäuerung sind Herzinfarkt oder Schlaganfall. Um die aggressiven Säuren im Körper weitgehend zu neutralisieren, bedient sich der Körper zunächst bei sich selbst. Er löst Kalzium aus den Zähnen und Kno-chen und Magnesium aus den Muskeln, bis alle basi-schen Reserven aufgebraucht sind. Um eine Übersäue-rung des Körpers zu vermeiden, ist es wichtig die Er-nährungsangewohnheiten zu ändern. Einerseits kann man mehr Obst und Gemüse essen, um den basischen Anteil der Nahrung zu erhöhen und gleichzeitig die säurebildenden Nahrungsmittel reduzieren. Eine überwiegend basische Ernährung beugt vielen Krank-heiten vor. Eine gute Möglichkeit den basischen Anteil der Nahrung zu erhöhen, ist eine Mahlzeit durch einen grünen Smoothies zu ersetzen.

Kapitel 37: Ballaststoffe

Ballaststoffe kommen nur in pflanzlicher Nahrung vor. Obst, Gemüse und Vollkorngetreide verfügen über eine wunderbare Zauberkraft und können alle möglichen Giftstoffe im Darm binden und mit dem Stuhlgang entsorgen. Die meisten Pflanzen sind reich an wertvollen Ballaststoffen. Lebensmittel wie Äpfel, Tomaten, Paprika, Petersilie, Grünkohl und Salat enthalten eine Vielzahl von Antioxidantien, die für einen Zellschutz im Körper sorgen. Aus vollwertiger biologisch angebauter Nahrung können wir alle erforderlichen Nährstoffe beziehen. Viele Menschen reagieren allergisch auf Getreide. Die darin enthaltenen Lektine werden schlecht vertragen und können im Darm zu Mikroentzündungen führen. Dadurch wird die Darmschleimhaut durchlässiger für Bakterien und Schadstoffe. Ein erhöhter Getreidekonsum kann dann zu Krankheiten wie Depressionen, Diabetis, Migräne, Asthma oder Dermatitis führen. Viele Menschen vertragen auch Gluten nicht, das besonders in Weizen, Roggen oder Hafer vorhanden ist. Ich habe für mich herausgefunden, dass mir Dinkel sehr gut bekommt. Dinkelnudeln, Dinkelreis, Amarant und Quinoa können den Speiseplan ergänzen.

Kapitel 38: Milch

Viele Menschen leiden unter einer akuten Milchzuckerunverträglichkeit. Der Milchzucker in der Milch wird nicht richtig verdaut und bietet den Nährboden für Darmbakterien. Der Körper reagiert meist mit Bauchschmerzen, Blähungen oder Durchfall. Im Handel gibt es inzwischen auch Laktose freie Milchprodukte, die besser verträglich sind. Andere Alternativen sind Mandelmilch, Sojamilch, Reismilch oder Nussmilch. Joghurt oder Kefir sind leichter verdaulich als Milch, da der Milchzucker bereits aufgespalten wurde. Die dadurch entstandene Milchsäure ist sehr gesund für die Darmflora. Im Handel gibt es unendlich viele Joghurt oder Kefirprodukte. Leider sind diese oft mit zusätzlichen Stoffen wie Zucker, Geschmacksverstärkern und künstlichen Aromen versehen. Seit einiger Zeit stelle ich mir mit einem Kefirpilz meinen Kefir selber her. In Verbindung mit frischen Früchten und etwas Honig ist er besonders lecker. Kefir oder Joghurt mit frischen Erdbeeren und Eiswürfeln mixen und als leckeren Sommerdrink genießen.

Kapitel 39: Fette

Fette sind wichtige Bestandteile in unseren Zellmembranen. Fett ist gesund und Fett ist für unseren Körper sehr wichtig. Entscheidend sind hierbei die Qualität und die Zusammensetzung der Fette. Gesundes Fett enthält spezielle mehrfach ungesättigte Fettsäuren, die der Körper unbedingt benötigt. Man unterscheidet Fette in gesättigte Fette, einfach ungesättigte Fette und mehrfach ungesättigte Fette. Ungesättigte Fettsäure ist enthalten in Olivenöl, Kürbisöl, Rapsöl aber auch in Butter, Avocados und Nüssen. Leinöl hat einen hohen Omega 3 Fettsäureanteil. Es stärkt das Immunsystem, beugt Pilzinfektionen vor und erleichtert die Verdauung von Rohkost. Mit jeder Erhitzung von Fetten erzeugt man schädliche Transfette. Gehärtete Fette sind für unseren Organismus schädlich und erhöhen den Cholesterinspiegel. Diese Fette sind biologisch inaktiv und behindern die Stoffwechselprozesse. Sie erhöhen Entzündungsfaktoren in den Blutgefäßen, stehen in Verbindung mit der Krebsentstehung und können das Nervensystem beeinflussen. Besonders schädliche Transfette sind enthalten in kommerziell hergestellten Backwaren, Fast Food, Chips, Pommes und in den meisten Margarinen.

Kapitel 40: Fastenbrechen

Unsere Fastenwoche ist heute zu Ende. Wir sitzen alle im Wohnzimmer auf unseren Meditationskissen im Kreis. In der Mitte vor uns stehen eine brennende Kerze, Blumen und eine große Schale mit frischen knackigen Äpfeln. Das Apfelaroma verbreitet sich im ganzen Raum. Meine Geschmacksnerven sind so voller Vorfreude, dass ich mich am liebsten auf die Schale mit den Äpfeln stürzen möchte. Heute ist es endlich so weit, wir dürfen gleich mit einem von diesen Äpfeln das Fasten brechen. Juhu! Essen, essen, essen! Bevor jeder von uns einen Apfel bekommt, sollen wir gemeinsam ein „Om" singen. Ich und singen? Meine Gedanken wandern die letzten Jahre zurück und ich kann mich nicht erinnern, wann ich das letzte Mal freiwillig gesungen habe. Ich höre gern Musik, aber selber singen kommt für mich nicht in Frage. Da bin ich stumm wie ein Fisch. Wir sollen nun das „Om" nacheinander beginnen, so dass der Klang immer im Raum bleibt. Bevor ich noch weiter darüber nachdenken kann, ob ich singen werde, stimmt Christine das erste „Om" an. Eigentlich ist dieser Ton auch gar kein wirkliches Singen. Der Klang, der nun den Raum ausfüllt ist unbeschreiblich. Es klingt wie ein Kanon und erzeugt eine seltsame Schwingung, die mir Gänsehaut macht. So etwas habe ich noch nie gehört und auch noch nie erlebt. Immer wieder atme ich tief ein und singe dieses „Om". Das ist sonst nicht gern singe, habe ich völlig vergessen. Der Klang bleibt in mir, bis mir die Luft ausgeht. Es ist total irre, was diese zwei gemeinschaftlich gesungenen Buchstaben für eine Schwingung frei setzten. Dann verstummt der Klang langsam und Christine lenkt unsere Aufmerksamkeit wieder auf die Äpfel. Sie hat sich ein schönes Ritual für uns überlegt. Behutsam nimmt sie einen Apfel aus der Schale, zerteilt ihn mit einem kleinen Messer in zwei Hälften und legt ihn auf einen Teller. Sie wendet sich dann an die Person auf ihrer rechten Seite und spricht: „ Dieser Apfel ist das Symbol für das Fastenbrechen. Dein Körper schaltet nun von Fasten wieder auf Essen um. Möge dir dieser reife Apfel besonders gut schmecken, dir bekommen und dich mit neuer Energie versorgen. Bevor du das erste Stück davon isst, betrachte ihn in Ruhe, rieche daran und erfreue dich mit allen Sinnen an diesem Geschenk der Natur." Nun reicht sie den Teller mit den Apfelhälften und das kleine Messer weiter. Auf diese Art übereicht nun jeder seinem Nachbarn mit ein paar netten Worten einen Apfel, bis jeder einen hat. Dann dürfen wir das

Fasten gemeinsam brechen. Mir läuft das Wasser im Mund zusammen. Vorsichtig und andächtig halte ich eine Hälfte des Apfels in meinen Händen und schnuppere erst einmal daran. Herrlich, wie toll ein Apfel duften kann. Bevor ich abbeiße, halte ich ihn erst einmal nur leicht an meine Zunge. Es ist erstaunlich, dass man dadurch bereits das Apfelaroma schmecken kann. Ich schnuppere noch einmal und beiße vorsichtig ein kleines Stück davon ab. Der Apfel ist knackig, saftig und leicht säuerlich. Super lecker! Ich hatte völlig vergessen, wie lecker ein reifer Apfel schmecken kann. Meine Geschmacksnerven schlagen förmlich Purzelbäume. Bissen für Bissen genieße ich diesen Apfel. Ich kaue sehr langsam und lange. So genussvoll habe ich noch nie einen Apfel verspeist. Wieder Essen zu dürfen ist toll!!!!

Nun ist es Zeit für den Abschied und im Ferienhaus herrscht Aufbruchsstimmung. Gepäck wird in die Autos verladen, Adressen und Telefonnummern werden noch ausgetauscht und wir vereinbaren einen Termin für ein weiteres Fastentreffen im Juni. Dann beginnt die Abreise. Wir verabschieden uns herzlich voneinander und hoffen auf ein Wiedersehen. Nachdem auch das letzte Gepäck im Auto verstaut ist, fahren wir los. Ich freue mich unglaublich auf zu Hause und auf meine Familie. Das Wetter ist traumhaft schön und macht gute Laune. An einem wolkenlosen Himmel strahlt die Sonne und es ist heute unheimlich warm, fast wie im Sommer. Wir entscheiden uns ganz spontan noch einmal kurz am Meer zu halten. Wir laufen noch eine Weile am Strand entlang und setzen uns auf eine Decke. Hier genießen wir noch einmal die Sonne und einen letzten Blick auf das Meer. Toll!

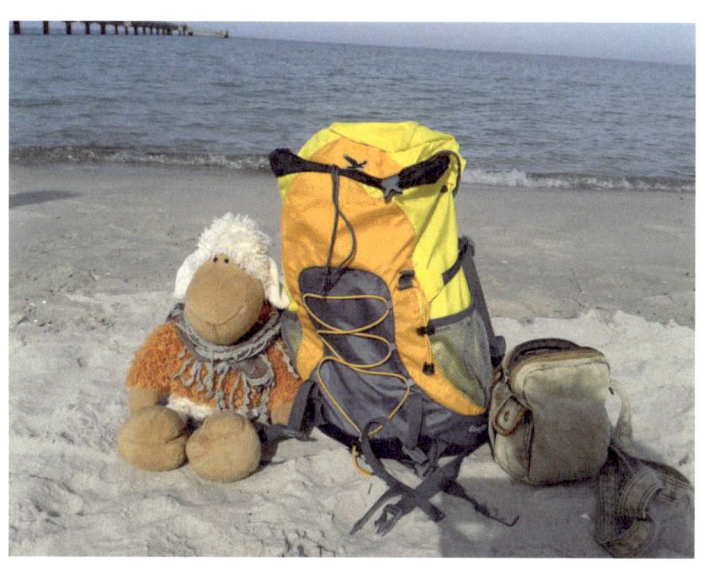

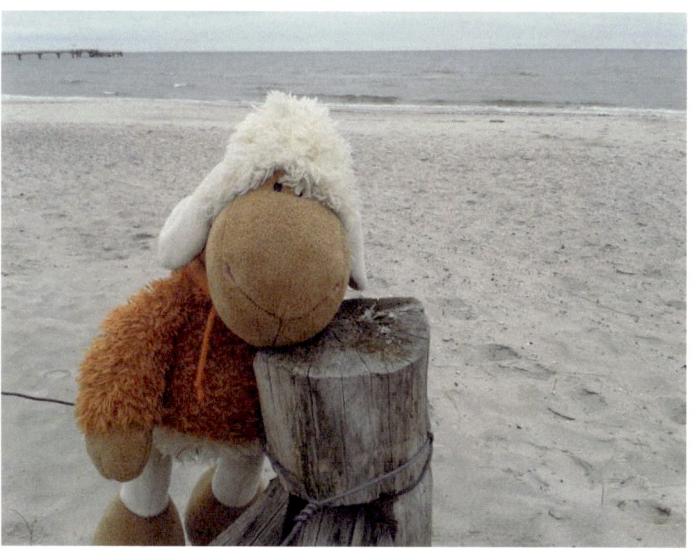

Kapitel 41: Rückblick

Ich denke noch einmal an die Fastenwoche, die hinter mir liegt und bin unheimlich stolz auf mich, das ich durchgehalten habe. Neben wundervollen sonnigen Tagen am Meer, hatte ich tolle Träume, Botschaften von Körper und Seele, manchmal etwas Heimweh, viel neues Wissen und Impulse für mein Leben. Die Herausforderung Fasten hat mir gezeigt, dass ich Alles schaffen kann. Mein Körper hat den bewussten Verzicht auf Nahrung gut überstanden. Ich fühle mich unheimlich wohl und energiegeladen. Für mich ist immer noch erstaunlich, dass man für eine gewisse Zeit völlig ohne Nahrung auskommt, keinen Hunger verspürt und trotzdem genügend Energie hat. Wenn ich so darüber nachdenke, wird mir bewusst, wie viel Zeit ich eigentlich brauche, um Essen einzukaufen, vorzubereiten, zu kochen und danach wieder abzuwaschen. Der Körper verbraucht auch noch viel von seiner Energie für die Verdauung. Mir ist klar geworden, mit wie wenig man eigentlich auskommen kann. Ich habe in dieser Woche wieder gelernt bewusst auf meinen Körper zu hören. Die schon seit langem fällige Auszeit, hat mir wirklich gut getan. Ich hatte keine Verpflichtungen und endlich einmal Zeit nur für mich. Sechs Kilo leichter, gut erholt und energiegeladen bin ich wieder fit für den Alltag. Im Alltagsstress habe ich oft meine Bedürfnisse zurückgestellt und für nicht so wichtig gehalten. Das möchte ich von nun an ändern. Mein Körper sendet mir sehr deutliche Signale, was er braucht oder was ihm nicht gut tut. Ich muss mir nur die Zeit nehmen und ihm zuhören. Im Alltag habe ich mich oft selbst unter Druck gesetzt und bin von einem Termin zum anderen gehetzt. Auch hier werde ich etwas ändern. Mein Urlaubsmitbringsel ist eine kleine geschnitzte Schnecke aus Holz, die mich auf meinem Schreibtisch im Büro täglich daran erinnern soll, etwas langsamer und bewusster zu leben. Zwischendrin möchte ich nun immer mal wieder tief durchatmen und mir einen kurzen Moment der Besinnung gönnen.

Christine hat uns viel über gesundes Wasser, basische Ernährung und einen ausgewogenen Lebensstil erzählt. Es gab viele Impulse zum Nachdenken. Einiges davon werde ich sicher in meinem Alltag umsetzen. Ganz oben auf meiner Liste steht gesünder und bewusster Essen und vor Allem gründlich kauen. Verdauung beginnt bereits im Mund, das war mir bisher überhaupt nicht bewusst. Ich habe viele Ideen für eine

Ernährungsumstellung und hoffe, dass ich meinen Körper schrittweise an mehr Rohkost gewöhnen kann. Ich hoffe, die schöne Fastenwoche wird noch lange in meiner Erinnerung bleiben. Mein besonderer Dank gilt Christiene für eine hervorragende Organisation, liebevolle Betreuung und ihr umfangreiches Fachwissen. Die Kraft der Gruppe hat mir sehr gut getan und geholfen durchzuhalten. Gemeinsam sind wir stark. Vielen Dank an Alle, für ein liebevolles Miteinander, für viel Verständnis, Hilfsbereitschaft und für eine schöne Zeit. Das ist in unserer erfolgsorientierten Welt nicht immer selbstverständlich. Ich denke sehr gern an diese Fastenwoche zurück und bin mir ganz sicher, im nächsten Jahr bin ich bestimmt wieder dabei. Das Fasten war für mich erst eine „tierische" Herausforderung und dann eine wundervolle Erfahrung.

Ich möchte meinen Lesern mit diesem Buch Lust auf die Herausforderung Fasten machen. Der Mut wird mit einer wundervollen Erfahrung belohnt. Meine Ausführungen zum Thema Ernährung und Fasten sind nicht sehr umfangreich, nicht allgemein gültig und stellen in vielen Fällen nur meine persönliche Meinung dar. Sie sind eher als Impuls gedacht, damit sich jeder Leser seine eigenen Gedanken zu diesem Thema macht.

Alles Liebe Willi

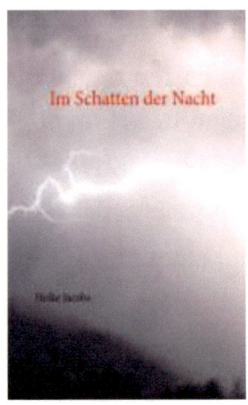

Im Schatten der Nacht wird die kleine Marie Opfer eines Missbrauchs und durchlebt ein schweres Kindheitstrauma. Mit Hilfe von drei Freunden kämpft sie um ihr Leben. Ihr dunkles Geheimnis bleibt für viele Jahre verborgen, bis ein Abschiedsbrief alles ändert.

Missbrauch ist schon lange kein Tabuthema mehr. Trotzdem haben viele Opfer nie den Mut offen darüber zu sprechen. Ich möchte meine Leser mit diesem Buch sensibler für das Thema Missbrauch machen. Fühlen sie mit der kleinen Marie und lesen Sie für einen guten Zweck! Mit dem Verkauf dieses Buches sammele ich Spendengelder für den Verein Wildwasser e.V. aus Magdeburg. Dieser Verein betreut Opfer von sexueller Gewalt.